U0692911

●强制隔离戒毒工作系列丛书

强制隔离戒毒人员心理及矫治

马立骥　编著

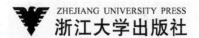

ZHEJIANG UNIVERSITY PRESS
浙江大学出版社

图书在版编目(CIP)数据

强制隔离戒毒人员心理及矫治 / 马立骥编著. — 杭州:浙江大学出版社,2013.4(2021.7 重印)
（强制隔离戒毒工作系列丛书）
ISBN 978-7-308-11326-7

Ⅰ.①强… Ⅱ.①马… Ⅲ.①戒毒—精神疗法 Ⅳ.
①R163②R749.055

中国版本图书馆 CIP 数据核字(2013)第 067529 号

强制隔离戒毒人员心理及矫治

马立骥　编著

责任编辑	石国华
文字编辑	汪　晶
封面设计	刘依群
出版发行	浙江大学出版社
	（杭州天目山路 148 号　邮政编码 310007）
	（网址：http://www.zjupress.com）
排　　版	杭州星云光电图文制作工作室
印　　刷	广东虎彩云印刷有限公司绍兴分公司
开　　本	787mm×1092mm　1/16
印　　张	10.75
字　　数	268 千
版 印 次	2013 年 4 月第 1 版　2021 年 7 月第 8 次印刷
书　　号	ISBN 978-7-308-11326-7
定　　价	35.00 元

版权所有　翻印必究　印装差错　负责调换

浙江大学出版社市场运营中心联系方式：0571—88925591;http://zjdxcbs.tmall.com

丛书编委会

主　任　金　川
副主任　周雨臣　马立骥
委　员　陈鹏忠　王新兰　李蓓春
　　　　汪宗亮　贾东明　柏建国
　　　　胡跃峰　郭　崧

序

随着改革开放的深入，我国的社会环境发生了很大的变化，毒品违法犯罪死灰复燃，而且愈演愈烈，呈不断上升和蔓延的趋势。这种"白色瘟疫"越传越广，已成为阻碍社会经济发展和社会进步的绊脚石，严重扰乱社会管理秩序，成为当今社会一大"顽症"。

历史上我国是受毒品危害最深的国家，早在18世纪中叶，殖民主义即开始向我国倾销鸦片，吸食者人数在全国迅速蔓延，给本来就贫穷的中国带来了更加深重的灾难。1838年12月，民族英雄林则徐受命赴广东禁烟，在虎门公众销毁没收的鸦片烟237万斤。但由于清政府的腐败无能，最终还是以失败告终。

中华人民共和国成立后，中国人民在中国共产党的领导下，经过三年左右的肃毒斗争，在全国范围内基本上禁绝了毒品，在世界上享有无毒国的美誉，创造了世界禁毒史上的奇迹。然而，在国际毒品泛滥的背景下，因我国紧邻亚洲毒品生产基地"金三角"、"金新月"的地理条件，随着对外开放，国际毒品犯罪分子已把我国作为贩运毒品的通道，导致我国境内吸、贩、运、制毒品的沉渣泛起，由边境地区逐渐向内地蔓延，形成了一定规模的毒品地下市场。根据官方公布的数字，2005年至2011年，全国共破获毒品犯罪案件47万余起，抓获毒品犯罪嫌疑人55万余名，缴获各类毒品150余吨。

中国面临的毒品问题经历了三个阶段：20世纪70年代末80年代初，国内毒品问题以"金三角"过境贩毒为主，危害局限在西南局部地区；进入90年代后，国内开始出现吸毒人员，毒品问题从局部向全国范围蔓延；从90年代末期开始，境外毒品对中国"多头入境，全线渗透"的态势进一步加剧，除传统毒品海洛因外，制贩冰毒、摇头丸等合成毒品的犯罪活动发展迅猛，易制毒化学品流入非法渠道，屡禁不止，国内毒品问题呈现出毒品来源多元化、毒品消费多样化的特点。由此可见，毒品犯罪就像瘟疫一样，由潜伏、传染到大面积扩散，久治不愈，屡禁不止，成为一股危害社会的浊流，波及全国。

《2012年中国禁毒报告》显示，2011年，全国查获有吸毒行为人员41.3万人次，新发现吸毒人员23.5万名；共依法处置吸毒成瘾人员57.7万名，同比增长

8.3%。截至2011年年底,全国共发现登记吸毒人员179.4万人,其中滥用海洛因人员有115.6万人,占64.5%;滥用合成毒品人员58.7万人,占全国吸毒人员总数的32.7%,同比上升35.9%;全国新增滥用合成毒品人员14.6万人,同比上升22%。滥用合成毒品人员中,35岁以下青少年占67.8%,低龄化趋势明显。同时,合成毒品问题进一步呈现向中小城市、农村发展蔓延的趋势。截至2011年年底,全国正在执行社区戒毒人员3.6万名,社区康复人员4万名;全国公安机关共收戒吸毒成瘾人员9.2万余名。目前,全国强制隔离戒毒所在戒人员达到22.7万余名,全国药物维持治疗工作已经扩展到全国28个省(自治区、直辖市)的719个门诊,配备流动服药车29辆;全国累计在社区参加美沙酮维持治疗的戒毒人员已达33.7万名,门诊稳定治疗13.4万名,年保持率达到72.6%。

毒品对人的身心危害严重。吸毒会导致精神分裂、血管硬化,严重影响生殖和免疫能力。毒瘾发作时,如万蚁啮骨,万针刺心,吸毒者求生不得,求死不能,如同人间活鬼。吸毒易感染艾滋病,世界上超过一半的艾滋病患者都是由注射毒品而感染的。吸毒成瘾到死亡平均只有8年时间;吸毒上瘾,心瘾难除,一生受折磨。

吸毒耗费巨大,十有八九倾家荡产。吸毒者往往道德泯灭,不顾念亲情,抛妻弃子,忤逆不孝,甚至会出卖骨肉,残害亲人。其后代往往先天有毒瘾、痴呆畸形。真是一旦吸毒,祸害无穷。吸毒者为获取毒资,大多数男盗女娼,或以贩养吸,严重危害社会治安,败坏社会风气。

毒品对家庭的危害重大。家庭中一旦出现了吸毒者,家便不成其为家了。吸毒者在自我毁灭的同时,也破坏自己的家庭,使家庭陷入经济破产、亲属离散,甚至家破人亡的严重境地。

毒品对社会生产力的破坏巨大。吸毒首先导致身体疾病,影响生产;其次是造成社会财富的巨大损失和浪费;同时毒品活动还造成环境恶化,缩小了人类的生存空间。

毒品活动扰乱社会治安。毒品活动加剧诱发了各种违法犯罪活动,扰乱了社会治安,给社会安定带来巨大威胁。

2007年12月29日,中华人民共和国第十届全国人民代表大会常务委员会第三十一次会议通过《中华人民共和国禁毒法》(以下简称《禁毒法》),并于2008年6月1日开始施行。《禁毒法》的颁布实施对于我国禁毒工作有着里程碑式的重要意义。《禁毒法》依法规定了戒毒体制和措施。《禁毒法》对戒毒工作做出了重大变革,对原有的公安机关的强制戒毒制度和司法行政机关的劳教戒毒制度进行了有效的整合，合并为强制隔离戒毒制度，同时对社区戒毒、社区康复、自愿戒毒、戒毒药物维持治疗进行立法，增加了戒毒康复场所等相关内容。2011 年 6 月 26 日，《戒毒条例》作为我国《禁毒法》的配套法规正式公布，以人性化、科学化的方式，全面系统地规定了自愿戒毒、社区戒毒、强制隔离戒毒和社区康复等措施，明确了责任主体以及戒毒人员的权利和义务。

全国各劳动教养机关根据《禁毒法》、《戒毒条例》的工作要求以及自身的实际工作努力做到了"四个转变"，即理念转变、管理转型、重点转移、机制转轨，逐步实现了由劳教戒毒工作向强制隔离戒毒工作的过渡和转型。

为了适应当前的工作需求，即由传统的劳教戒毒向强制隔离戒毒工作转型的新形势以及社会各界对戒毒康复工作发展的需要，满足强制隔离戒毒场所工作民警进一步掌握岗位职业技能和提升综合素质的需要，以及警察类院校相关戒毒专业人才的培养需求，迫切需要一套既能够切实反映当前强制隔离戒毒工作实际需求，又能够较为系统介绍强制戒毒执法流程、管教方法与艺术、文书制作、心理矫治、毒品成瘾机理和戒毒康复知识，体现行业特色需求的指导丛书，这既是教学的需求，更是实践的需要。"强制隔离戒毒工作系列丛书"属于浙江警官职业学院"2010 年教师服务行业能力提升工程项目"的子项目的研究成果，对强制戒毒专业知识、心理学、教育学、医学、毒品成瘾机理及毒品理论及工作实务作了较为系统的介绍和论述，对强制隔离戒毒场所工作民警及戒毒康复管理专业人士具有较强的理论和实践指导意义。该套丛书是浙江警官职业学院的专家教授、骨干教师与浙江省戒毒管理局、浙江省十里坪强制隔离戒毒所、浙江省强制隔离戒毒所等行业专家共同合作的产物，是带有原创性的集专著、教材、工具书等多功能于一体的科研成果。创作团队在创作和编纂过程中克服了强制隔离戒毒制度创建时间短、工作理论和实践经验积累不足、参考资料短缺、创作团队知识和能力所限等不利因素，经过一年多时间的艰苦努力和协作攻关，终于圆满完成了这套丛书的创作。

我们衷心希望通过该套丛书的编写和发行，能够为辛辛苦苦战斗在强制隔离戒毒执法和教育矫治领域的广大民警和工作人员送上一份厚礼和精神食粮，并祝愿他们在与毒品违法犯罪作斗争的崇高而伟大的事业中取得骄人的成绩，为维护社会稳定和国家的长治久安创造不平凡的业绩！

前　言

随着我国《禁毒法》的大力推行和有效实施,强制隔离戒毒的深入开展,我国的禁毒工作,也在不断地朝法制化和规范化的方向发展。同时,这项工作也成为整个社会的一个课题,被更多的专家和社会上的热心人士关注。为使我国禁毒工作进一步走向法制化、规范化轨道,强制隔离戒毒也随之成为摆在我们面前的新课题,运用心理学的原理和方法开展心理戒毒将成为今后强制隔离戒毒工作一项重要职责和使命。

一、强制隔离戒毒人员吸毒心理诱因分析

(一)解决问题——失败与盲目

我们对强制隔离戒毒人员当初步入吸毒违法之路的原因进行了归纳,主要有以下几类情形:一是出于好奇,欲探寻吸毒后异样的身心体验而误入歧途。二是追求"时尚",看到身边个别人以吸毒为"时尚",为了不落伍,便不辨是非加入其中,以体现自己在群体中的优越地位。三是生活遇到挫折时,未采取恰当合理的解决办法,而是通过吸食毒品来获得暂时的精神逃避。四是被涉毒分子逼迫吸毒、同流合污或设局诱惑、布阵挖井,陷入毒涡。生活是不断遇到问题解决问题的过程,吸毒人员因固守人格中形成已久的不正确的图示或经验,在解决生活中遇到的问题时往往会选择自认为正确却违背常规的处理模式。例如,对毒品好奇这一诱因,也许未吸食过毒品者,均有此方面的探求欲,但为何敢于尝试者却寥寥无几呢? 只因为我们在处理"好奇"时进行了全面思考,并采取了恰当的方法。猎奇心和探求欲是人的本能,但探索和尝试的真正意义应在于未知领域是否对人类和社会发展具有积极贡献,而毒品已一再被证明对人的身心有极强的破坏性,面对不争的事实,强戒人员还要以身试毒,如此心态只能用对自己、家庭甚至人类的发展不负责任作解释了。对于追求"时尚"心态的吸毒人员,无非是内心深处缺少自信和安全,为了与个别"时尚者"保持一致和认同,他们不惜损害自己的身心去获取所谓的优越感,自我认知发生严重扭曲和膨胀。至于当初生活中遇到挫折而去借毒消愁的强戒人员,吸毒是其逃避和掩盖责任

的唯一有效工具。他们把问题排除在意识之外，换得片刻解脱，好像将自己麻醉后问题会自然消失或有人帮助解决一样，殊不知问题"依然故我"横在他们面前。这三方面原因中的共同点和关键便是解决问题的失败之道。如果他们早些明白，也许不至于走入吸毒违法之路。

（二）解决问题——懒惰与懦弱

人在本质上都有懒惰的一面，因为懒惰可以使我们免于付出更多的辛劳和努力。但强戒人员的懒惰程度已超出了常人的范围。他们不仅擅长伪装和欺骗，还会想方设法让懒惰变得合情合理。我们不妨还以好奇和遇到挫折而去吸毒为例。即使当初出于好奇，如果他们对毒品的种类、吸毒后的生理反应、对人体机能的损伤等进行认真细致地调查研究后再作决定，结果绝不会如此糟糕。只因他们懒惰，缺乏深入思考研究的耐心和信心，才选择了以身试毒这条"捷径"，等待他们的只能是身陷毒渊，悔之不及。遇到挫折去借助毒品逃避现实也是如此。如果他们当初抱有"这是我的问题，最终还要由我来解决"这样的信念，他们不但不会染上毒品，反而会成长一大步。但是让他们做出新的承诺，发展新的关系，付出更大的努力，经受更大的风险，他们便需要改变。可是他们懦弱，对改变恐惧得要命，因为他们害怕改变会吃各种苦头。就此我们可以认为，他们其实是害怕失去当前的地位或社会角色，害怕改变现状而失去拥有的一切，他们只想不惜代价地享受舒适，逃避痛苦，宁愿为此付出停滞乃至退化的代价，这也许是为什么吸毒人员屡戒屡吸的心理动因吧！

（三）解决问题——逃避与"获益"

"获益"是指维持某种行为虽然感到痛苦，但同时也从中获得益处。它包括两个方面：一是吸毒行为（特别是复吸者）填补了吸毒人员某些心理需求空白。不少强戒人员在谈到毒品的危害时无不痛心疾首，他们可以用无数事例证明毒品给自己、家庭及社会带来的种种恶果，却对自己需要面对的现实问题避而不谈。原因是如果他们真正戒掉毒瘾，就必须去面对工作、生活、家庭及重塑人格形象等诸多现实压力，而且需要付出巨大的毅力，承受难以想象的考验。在彻底重生面前，他们一般都选择了放弃和逃避，因为这样更舒适。他们惯用的内心独白是："不是我不为家庭负责，而是我因吸毒没有精力去负责，如果我不吸毒，我做得会比别人更好。"二是掩盖更深一层的心理矛盾和冲突，这一点在复吸者身上表现得更为明显。他们反复吸毒不过是为了掩盖其难以解脱的心理矛盾。例如，事业上的失败，婚姻中的不幸，等等。他们的状态好像个酒鬼——始终不愿清醒过来，因为清醒就意味着去面对和解决眼前的困难和烦恼，所以只好选择用毒品来麻醉自己，在半梦半醒中获得心理逃避。

二、强制隔离戒毒人员的心理特点

(一)思维的不合理性

强戒人员特别是长期受毒品控制和折磨者,不仅生理机能受到严重的影响和破坏,而且认知思维过程也出现明显障碍。主要表现在以下几方面:

1. 以偏概全。即以一件或几件事来评价自身或他人的整体价值,好像以一本书的封面来判断这本书内容的好坏一样。例如,一些强戒人员面对教育治疗中遇到一次或几次挫折,便牢骚满腹,灰心丧气,接受矫治的积极性骤然下降。如果将这种灰色评价转向他人,就会一味求全责备,同时伴随着愤怒和敌意,甚至发生不应有的矛盾冲突。他们将事物发生变化的可能性等同于绝对性,极易导致心态的失衡和心理问题的产生。

2. 消极关注。不少强戒人员看问题片面、消极,评价民警及民警的执法行为往往只盯消极面,忽视积极面,并以消极特征对事物进行定性。如:因个别民警工作中出现执法不规范行为,便对民警本人予以全面否定,而对民警的无私奉献,尽职尽责甚至以往对其给予的关爱和关怀照顾等闪光点则闭口不谈。特别是一些因常年吸毒而患病的强戒人员,他们把自己病情得不到好转的原因全部归结为场所不重视,民警不负责,而对自己吸毒的违法性、身份的特殊性以及由于长期吸食毒品对身体脏器的损伤危害性和自身形成对药物的抗药性等却忽略回避。在他们看来,强戒场所的各方面工作都不如其意,他现在的不良处境全是场所的过错,即只要不符合自己意愿和想法,就是完全错误和糟糕的。正是这种消极信息的选择倾向,使这部分人员在特殊情境中只让消极观念过滤,从而给自己带来诸多烦恼和困惑。

3. 归因偏离。不少强戒人员对事物进行归因时,往往偏离正常范围。他们多将行为原因归结为外部条件,看不到个人努力与行为结果的积极关系;面对失败与困难,总是向外推卸责任,从不去寻找解决问题的办法。如一名被多次劳教戒毒的强戒人员给父亲写信,大骂其父用劳教、强戒等手段对其进行"迫害",将自己多次被劳教的结果,归结为法律的不严格,父母管理失职等外部因素,对自身主观过错却从不深刻反思和检讨,外因永远成为其自我开脱和辩解的最佳借口。

(二)意志的薄弱性

一是自暴自弃,缺乏信心。特别是一些年龄在四十岁以上,家庭经济条件比较差的"多次被戒毒"吸毒人员,自感年过半生,前途渺茫,加之多次戒毒屡遭失败的心理阴影挥之不去,更坚定了其浑浑噩噩度余生的思想。日常行为多表现为不思进取,得过且过,最终沦为落后人员。二是意志消沉,逃避现实。吸毒人员是吸毒带来的快感与毒瘾发作时的痛苦以及被强制戒毒的经历交织在一起的综合体,他们既想痛下决心远离毒品,又对出所后的社会环境心有余悸,不敢去想,但又不得不去想;不想去吸,但又难以抵挡毒品带来的心理诱惑,既矛盾又痛苦,压抑与反抗长期交织在一起,面对社会、家庭、道义的强大压力,只好选择复吸,在精神麻醉中获得短暂的意志逃避。

(三)情感的变异性

一是道德感的缺失。绝大多数吸毒人员往往不按社会常模或习惯来评价人的思想观念和行为,而将自己的需要放在首位。对国家、集体、他人的利益漠不关心,处处以我为主,表现极为狭隘和自私。二是美感的错位。为了满足他们自身仇视、自私、空虚的心理需求,他们对很多事物的评价经常是美丑不分,黑白颠倒。如,他们将狡诈视为高明,将善良视为软弱,将公正视为死板,将吸毒视为享受,将鲁莽视为英雄等等。在这样的审美观念支配下,其行为势必与社会道德规范相背离,从而被社会所拒绝和排斥。三是理智感的减退。不少强戒人员对未知事物的好奇心、探求欲明显下降,情感中缺少应有的丰富内容,抵御毒品诱惑的能力弱化到最低点,出现涉毒突发事件时,理智往往难以战胜畸形心理需求,最终只能陷入毒品泥潭,无法自拔,被毒品俘虏。

三、矫治对策

(一)培养健康兴趣与合作之道

对于戒毒我们习惯于采取各种手段去防治人们吸毒。正如我们将香烟拿走防止小孩去吸烟,将赌场关掉防止人们去赌博一样,效果不很明显。这样做只是中断了诱惑源,但他们对毒品的欲望丝毫没有减弱。即便是施以严刑峻法,严格管束,对他们来讲也不会有太大意义。因为,他们吸毒的根源在于对生活兴趣的丧失和合作之道的失败。无论你怎样严格管理约束,最终结果只不过是为他们钻制度和法律的空子,逃避民警处罚提供了一次机会和可能,因为在他们内心深处这才是最大的优越和满足。因此,我们应转变传统的管理教育模式,着眼于兴趣的培养和激发,变堵为疏,逐渐培养其良好的习性和健康人格,引导其逐步走向积极健康的人生层面。为此我们应掌握所有强戒人员的真正兴趣和爱好,然后根据他们的喜好分别成立音乐、美术、体育、机械、手工艺、文学等兴趣活动小组,每个小组由一到两名指导老师负责有关专业知识的传授和具体活动的组织学习。这样,我们便将兴趣爱好相同的强戒人员组织在一起,共同学习,共同研讨和训练,通过集体合作,促进其自我价值感的提升和人生信念的重塑。此时,他们将注意力大多集中于积极的兴趣和爱好之上,对毒品的兴趣和依赖自然会减弱。因为,他们从中会体验到社会和群体的认可,重新感受到健康需求的萌生，最终选择积极生活而抛弃毒品也将成为可能。

（二）做好心理咨询与治疗基础工作

心理戒毒是一项全面而系统的工程，我们不能奢望运用一种疗法、一门技巧，便可达到彻底戒毒的目的，需要软硬件协调配合共同作用，方可收到一定效果。一方面，要配套完善诸如心理咨询室、宣泄室、团体活动室等相关功能室和相应的治疗仪器，为心理咨询与治疗工作的顺利开展创造完备的硬件条件。另一方面，强戒所的心理咨询师要加强学习，加强实践，不断总结和提高咨询技能，逐步形成自己独到的咨询风格。在此基础上，合理运用认知行为、人本主义、精神分析等疗法，及时解决强戒人员各类心理问题，为他们成功戒毒提供心理支持。

（三）团体心理咨询

凡吸毒者均对社会、他人、事业及家庭失去了应有的兴趣，他们缺少适应社会、融入群体的信心和勇气，注意力全部集中于被毒品麻醉后的幻觉体验。因此，运用团体心理治疗这一手段，还原社会情境，使其重新体验社会生活，培养强戒人员合作之道，可以说是寻根溯源的矫治策略。而且，团体心理咨询创造了一个类似真实的社会情境，为参加者提供了良好的社交机会；成员在团体中的言行往往是他们日常生活行为的复制品。在充满信任的良好团体氛围中，通过示范、模仿、训练等方法，参加者可以尝试与他人建立良好的人际关系。实践的结果往往容易迁移到日常生活中。我们可以在强戒人员中建立"心理戒毒沙龙"，筛选有戒毒意愿的强戒人员组成同质团体开展团体心理咨询。为此，关键要把握好以下几个环节：一是要对参与人员进行认真甄别。可以通过个别面谈、调查了解及心理测试等方法收集有关强戒人员的基础资料，然后决定其是否适合参加团体咨询。一般条件应为，有改变自我、发展自我和戒除毒瘾的强烈愿望，愿与他人交流，并具有与他人交流的能力，敢于暴露自己真实的内心世界和在团体交流活动中的感受，自律性较高。那些性格极端内向，羞怯孤僻，自我封闭和有严重心理障碍者，自恋狂、有攻击性，做事霸道以及精神病患者则不宜参加团体心理咨询。二是要制定切实可行的计划书并实施，这一环节是咨询中的重点。应将能够引发强戒人员复吸的各种因素、情境、感受以及没有勇气去面对的各类困难、问题全部纳入咨询内容，分阶段进行讨论、分析和澄清。计划书中至少应包括：吸毒前的生活思想状况、导致吸毒的诱因、吸毒后的心理和人际交往变化、吸毒后的主要心理冲突，回归社会后可能遇到的情形——遇到他人歧视怎么办？遇上原来的毒友拉拢蛊惑怎么办？找不到工作怎么办？家庭困难，妻子（丈夫）提出离婚怎么办等等。咨询民警（团体领导者）可以运用游戏互动、角色扮演、演讲、绘画、学唱歌曲、表演小品等多种形式将上述问题纳入咨询治疗中进行集体讨论。三是要做好评估总结和跟踪调查工作。"心理戒毒沙龙"结束后,要从多个层面对咨询效果进行评估。着重评价参与者的戒毒信心是否增强,不良情绪和人际关系是否明显改善,不合理信念是否得到纠正等,并对解除戒毒期限已经回归社会的团体参与人员进行跟踪调查,掌握相关信息,全面评价咨询效果。

（四）催眠疗法

我们的精神世界有如一座冰山,但我们所能意识到的只是冰山在水上面的一小部分,而绝大部分被埋在水下,即潜意识里。可见,潜意识对人的心理和行为方向的决定性作用。也可以说,我们越接近潜意识,就越了解自己,越能够控制和发展自己。在实践中我们不难发现,强戒人员对毒品危害的认识和体验无不清晰、深刻,但戒毒却屡屡失败。主要原因是他们的认识只停留于意识层面,而潜意识中的本我却一直未拒绝毒品的诱惑,好像有个声音仍在不停地驱使强戒人员,"你去吸毒吧",这便是戒毒失败的根源所在。因为我们没有彻底唤醒潜意识,只有唤醒潜意识并要求他朝着健康的方向去行动,戒毒才会成为可能。实践证明,催眠是开启潜意识大门的金钥匙。在催眠状态下,我们可以与潜意识直接对话,并引导它接受我们的指导和暗示。因此,运用催眠戒毒可做如下尝试:将适合做催眠治疗的强戒人员导入中度催眠状态后,当其出现生理幻觉时开始实施。首先,催眠师发出暗示指导语,告诉受术强戒人员:现在,你已经进入中度催眠状态,你的身心已完全放松,你的感觉也十分灵敏。为此,你感到特别轻松和愉快……其次,让其在头脑中想象正在吸毒时的情形,然后对其进行暗示:现在你正在吸食海洛因,和往常一样体验到了吸毒后快感,如果你体验到了,你的脸上就会露出笑容……然后,再对其暗示,现在你又在吸食海洛因,不过这次和刚才不同,毒品的味道很呛,你感到非常难受……你仍在继续吸,这次更难受了,你感觉到自己的内脏和其他器官都要被毒品腐蚀掉,甚至威胁到你的生命。现在你扔掉了毒品,心情特别好。今后,你再也不吸了,并且一想起这回事,就会有作呕的感觉,而且身体被毒品腐蚀的那一幕便会浮现你面前……最后,再对其进行有关毒品危害的健康指导,目的是将毒品有损健康的信念根植于潜意识中。运用催眠实施戒毒治疗,应注意两点,一是施术者必须是受过专门学习培训并有一定实践经验的催眠师;二是如果催眠戒毒显现出效果,应及时通过再催眠进行巩固强化,防止出现松懈和反弹。

希望《强制隔离戒毒人员心理与矫治》这个读本能给强制隔离戒毒者及其家属、强制隔离戒毒工作人员以及热爱和关心此项事业的人们提供一些帮助!

目　　录

第一章　心理学基础知识

第一节　人的心理现象简述

一、心理过程

(一)心理学

简单地说,心理学(Psychology)是研究人和动物心理现象的发生、发展和活动规律的一门科学,它既是理论学科,又是应用学科,包括理论心理学和应用心理学。心理学既研究人的心理也研究动物的心理(研究动物心理主要是为了深层次地了解、预测人的心理的发生、发展的规律),而以人的心理现象为主要研究对象。总而言之,心理学是研究心理现象和心理规律的一门科学。

心理学分为五个子领域:神经科学(Neuroscience)、发展心理学(Developmental psychology)、认知心理学(Cognitive Psychology)、社会心理学(Society Psychology)和临床心理学(Clinical Psychology)。

心理学一词来源于希腊文,意思是关于灵魂的科学。灵魂在希腊文中也有气体或呼吸的意思,因为古代人们认为生命依赖于呼吸,呼吸停止,生命就完结了。随着科学的发展,心理学的对象由灵魂改为心灵。直到19世纪初,德国哲学家、教育学家赫尔巴特才首次提出心理学是一门科学。在1879年,德国著名心理学家冯特在德国莱比锡大学创建了世界上第一个心理学实验室,开始对心理现象进行系统的实验研究。在心理学史上,人们把这一事件,看作是心理学脱离哲学的怀抱、走上独立发展道路的标志。科学的心理学不仅对心理现象进行描述,更重要的是对心理现象进行说明,以揭示其发生发展的规律。

(二)心理现象

心理现象(Mental Phenomena)是心理活动的表现形式。一般把心理现象分为两类,即心理过程与个性心理。心理过程又包括认识过程,情感过程和意志过程,个性是心理过程中表现出来的具有个人特点的、稳定的心理倾向和心理特征,如需要、兴趣、动机、态度、观点、信念、性格、气质、能力等,是心理现象的静态表现形式。

```
                    ┌ 认识过程:感觉、知觉、记忆、思维和想象等
            心理过程 ┤ 情感过程
            │       └ 意志过程
心理现象 ┤
            │       ┌ 个性倾向性:需要、动机、兴趣、信念和世界观
            个性心理 ┤
                    └ 个性心理特征:能力、气质和性格等
```

（三）心理过程包括的主要内容

心理过程主要包括感觉、知觉、记忆、思维、想象、情感以及意志行为过程等。

简要地说，感觉是人的感官对直接作用物个别属性的反映，比如物体的颜色、大小、气味……主要有视觉、听觉、味觉、嗅觉、触觉等。

知觉是对作用于我们感官的事物的各个部分和属性的整体的反映，比如我们是通过看到颜色和形状、触摸到的感觉、嗅到的气味、吃到的味道等各个方面综合起来知道这是一个苹果，那是一支香蕉等，知觉是比感觉更高层次和更复杂的心理过程。

记忆又是比感觉、知觉更复杂的心理过程，一般认为记忆分为四个过程，即识记、保持、再认、再现。

思维则是一种高级的心理过程，是对事物概括的、间接的反映，比如我们研究一个问题、做一道题目等，都是通过积极的思维活动完成的。

想象是在感觉、知觉、记忆、思维的基础上，在头脑中经过加工形成的新事物的形象，比如我们由鸟的飞翔想象出了飞机，由鱼的戏水想象出了轮船、潜艇等，想象是人进行创造性活动的必要因素。

感觉、知觉、记忆、思维、想象又统称为认识过程。其中注意（或说注意力）是认识过程中共有的一种心理特性，我们都知道，只有把注意力指向和集中于某一事物时，我们才能更好地看清它、认识它、记住它，并想出各种办法解决或处理它，这就是注意力的作用。

人在认识客观事物的过程中，总是要表现出一定的态度和倾向，比如喜、怒、哀、乐、惊恐等，这就是情绪或者说情感活动过程。有了各种情绪反应必不可少就会有一定相应的行为表现，比如是拥抱还是躲避它。

另外，为了改造客观世界，达到预期的目的，人就要制定计划，采取一定的方法并要努力去克服困难以实施计划，这一心理过程就叫做意志行为过程。

（四）情绪

情绪是身体对行为成功的可能性乃至必然性，在生理反应上的评价和体验，包括喜、怒、忧、思、悲、恐、惊七种。行为在身体动作上表现得越强就说明其情绪越强，如喜会是手舞足蹈、怒会是咬牙切齿、忧会是茶饭不思、悲会是痛心疾首等就是情绪在身体动作上的反应。情绪是信心这一整体中的一部分，它与信心中的外向认知、外在意识具有协调一致性，是信心在生理上一种暂时的较剧烈的生理评价和体验。

包含四个方面内容：①情绪涉及身体的变化，这些变化是情绪的表达形式；②情绪是行动的准备阶段，这可能跟实际行为相联系；③情绪涉及有意识的体验；④情绪包含了认知的成分，涉及对外界事物的评价。

（五）意志

意志，是人自觉地确定目的，并根据目的调节支配自身的行动，克服困难，实现预定目标的心理过程。它是人的意识能动性的集中表现，是人类特有的心理现象。它在人主动地变革现实的行动中表现出来，对行为（包括外部动作和内部心理状态）有发动、坚持和制止、改变等方面的控制调节作用。

（六）认知情感与意志的辩证关系

知、情、意（即认知、情感与意志）的辩证关系在根本上取决于事实关系、价值关系与行为关系的辩证关系。

1. 情感是一种特殊的认知,意志又是一种特殊的情感。客体对于人的生存与发展的意义也是客体的一种关系属性,只因为它有着特殊的意义,才与其他关系属性区别开来,因此价值关系是一种特殊的事实关系,情感是一种特殊的认知;本质力量是人的一种最重要的价值属性,只因为它有着特殊的意义,才与一般的价值属性区别开来,因此行为关系是一种特殊的价值关系,意志是一种特殊的情感。从广义角度来看,知、情、意都是一种认知活动,只是各自侧重于不同的角度,情感侧重于从意义的角度进行认知,意志侧重于从行为效应的角度进行认知。

2. 认知、情感与意志相互区别。其主要区别是:认知一般是以抽象的、精确的、逻辑推理的形式出现,情感一般是以直观的、模糊的、非逻辑的形式出现,意志一般是以潜意识的、随意的、能动的形式出现;认知主要是关于"是如何"的认识,情感主要是关于"应如何"的认识,意志主要是关于"怎么办"的认识。如果把情感与认知割裂开来,就会使情感没有客观依据而变成了"公说公有理,婆说婆有理";如果把情感与认知混淆起来,又会使情感失去公正性而变成了"成者为王,败者为寇";如果把情感与意志割裂开来,就会使情感成了空洞的情感;如果把情感与意志混淆起来,又会使情感成了糊涂的情感。

3. 认知、情感与意志相互依存、相互联系。没有事实关系,价值关系就成了无源之水,没有价值关系,行为关系也成了无源之水,因此认知是情感的源泉,情感是意志的源泉;事实关系以价值关系为导向,价值关系又以行为关系为导向,因此认知以情感为导向,情感以意志为导向;情感最初是从认知中逐渐分离出来的,它又反过来促进认知的发展,意志最初是从情感中逐渐分离出来的,它又反过来促进情感的发展;认知、情感与意志相互渗透、相互作用、互为前提、共同发展。

二、个性心理

(一)个性心理特征

个性心理特征主要包括人的能力、气质和性格等。

人在认识事物、改造世界的过程中,不仅有上述心理活动的存在,同时还表现出明显的个性差异,也就是有不同的个性心理特征。其中,能力(比如智力水平、才能等)是指能成功地完成某种活动所必需的心理特征,是个性心理特征的综合表现;气质是不同类型高级神经活动在人的行为上的表现,也就是指每个人在心理活动、行为方式上所表现出不同的速度、强度、稳定性、灵活性,比如遇事有人反应快,有人反应慢,有人脾气暴躁,有人表现沉稳等;性格则是指一个人对现实的态度以及与之相适应的相对固定、习惯化的行为方式,比如每一个人追求不同,热爱不同,各自采取自己的方式去实现自己的追求等。此外,还有不少学者认为,诸如兴趣、爱好、理想、信念、道德品德、责任心、荣誉感等也都是个性心理特征的表现,也都有着明显的个体差异。

关于人的心理现象心理学家们还认为,正常的心理现象不仅其本身的各方面是相互协调一致的,而且是与环境协调一致的;另外,心理现象的发生、发展受到各种内、外因素的影响,其中后天的因素更重要;一般还认为各种心理现象在青春期或青少年期左右发育成熟,但毕生又都在发展着。

(二)能力

能力是人们表现出来的解决问题可能性的个性心理特征,是完成任务/达到目标的必备

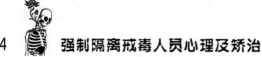

条件。能力直接影响活动的效率、是活动顺利完成的最重要的内在因素。

完成任何一项活动都需要人的多种能力的结合。例如儿童画画,都必须有完整的知觉能力、识记与再现表象的能力、使用线条表现实物的抽象力与想象力、目测长度比例的能力、估计大小或亮度关系的能力、透视能力和灵活自如的运笔能力等。

一个人具有某些突出的能力并能将各种能力结合起来,出色地完成有关的任务,我们就说他有某方面的才能。才能就是各种能力独特的结合。

一个人的能力不可能样样突出,甚至还会有缺陷,但是人可以利用自己的优势或发展其他能力来弥补不足,同样也能顺利地完成任务或表现出才能。这种现象叫做能力的补偿作用。例如,盲人缺乏视觉,却能依靠异常发展的触摸觉、听觉、嗅觉及想象力等去行走、辨认币值、识记盲文、写作或弹奏乐曲,有时表现出惊人的才能。

如果一个人的各种能力或主要能力在活动中达到了最完备的发展和结合,能创造性地完成多种或某一领域的活动任务,通常就被称作为天才。天才不是天生的,它是人们凭借先天带来的健全的生理条件,通过后天环境、教育的影响,加上主观的努力而发展起来的。

能力和活动联系在一起,只有通过活动才能发展人的能力和了解人的能力。但并不是所有在活动中表现出来的心理特征都是能力。只有那些直接影响活动效率、使活动的任务得以顺利完成的心理特征,才是能力。如活泼、沉静、暴躁、谦虚、骄傲等心理特征,虽然和活动能否顺利进行有一定关系,但在一般情况下,不是直接影响活动的基本条件,因而不能称为能力。节奏感和曲调感对于从事音乐活动是必不可少的;准确地估计比例关系对于从事绘画活动是必不可少的;观察的精细性、记忆的准确性、思维的敏捷性则为完成许多活动必不可少。缺乏这些心理特征,就会影响有关活动的效率,使这些活动不能顺利进行,因此它们就是保证有关活动得以完成的能力。

能力可分为一般的能力和特殊的能力。例如,观察力、记忆力、注意力、思维力、想象力等,属于一般能力,适用于广泛的活动范围,与认识和创造活动密切联系,保证人们较容易和有效地掌握并运用知识,即通常说的智力(智力的核心是逻辑思维能力)。节奏感、彩色辨别能力等,属于特殊能力,只在特殊活动领域内发生作用。

一般能力和特殊能力有机地联系着。一般能力的发展,为特殊能力的发展创造了有利的条件;在各种活动中发展特殊能力的同时,也会促进一般能力的发展。

各种能力并不简单地并列存在,而是相互联系、相互影响、相互融合,以保证活动的顺利完成。这种在活动中,各种能力在质的方面的结合,称为才能。

捷普洛夫对音乐才能做了系统的研究。具有音乐才能的人必须具备三方面基本能力:(1)曲调感,即区别旋律的曲调特点的能力,具体表现在对音调的准确性的感知和对旋律的情绪反应上;(2)音乐表象,即能随意地反映音高关系和音强关系的听觉能力,具体表现在再现听过的旋律,并能够实现听觉与发声之间的迁移和转换;(3)节奏感,即感受音乐的节奏的能力,具体表现在对音符之间的时间关系的敏锐感觉和准确的再现能力上。

研究表明,不同的人在同一活动中,各种能力的结合可能是不同的。如音乐成绩同样优秀的学员,有的是某一种基本音乐能力较强,有的则是另一种基本音乐能力较强。这种结合具有独特性。

（三）能力与知识的关系

能力和知识又是密切联系着的。一方面,能力是在掌握知识的过程中形成和发展的,离开学习和训练,任何能力都不可能发展。另一方面,掌握知识又是以一定能力为前提的,能力是掌握知识的内在条件和可能性,制约着掌握知识的快慢、深浅、难易和巩固程度。但是能力和知识的发展并不是完全一致的。在不同的人身上可能具有相等的知识,但他们的能力不一定是相等水平的,反之亦然。

一般来说,学习成绩好,智力水平可能较高。但是取得优秀成绩,原因是不同的,可能是聪明、可能是刻苦,但刻苦、专心也是一种能力。同样,许多极为聪明的孩子因为不肯接受现有的教育机制和学习内容,只是因为未能激发其兴趣、未能培养其注意力和恒心,他们一旦肯用心,会在短时间内取得巨大的成功。

（四）气质

气质,在《辞海》里解释为:人的相对稳定的个性特点和风格气度。也指诗文清峻慷慨的风格。气质（Temperament）是表现在心理活动的强度、速度、灵活性与指向性等方面的一种稳定的心理特征。人的气质差异是先天形成的,受神经系统活动过程的特性所制约。孩子刚一落生时,最先表现出来的差异就是气质差异,有的孩子爱哭好动,有的孩子平稳安静。

气质是人的天性,无好坏之分。它只给人们的言行涂上某种色彩,但不能决定人的社会价值,也不直接具有社会道德评价含义。一个人的活泼与稳重不能决定他为人处世的方向,任何一种气质类型的人既可以成为品德高尚,有益于社会的人,也可以成为道德败坏、有害于社会的人。

气质不能决定一个人的成就,任何气质的人只要经过自己的努力都能在不同实践领域中取得成就,也可能成为平庸无为的人。

人的气质可分为 4 种类型:胆汁质（兴奋型）、多血质（活泼型）、粘液质（安静型）、抑郁质（抑制型）。

气质是人的个性心理特征之一,它是指在人的认识、情感、言语、行动中,心理活动发生时力量的强弱、变化的快慢和均衡程度等稳定的动力特征。主要表现在情绪体验的快慢、强弱、表现的隐显以及动作的灵敏或迟钝方面,因而它为人的全部心理活动表现染上了一层浓厚的色彩。它与日常生活中人们所说的"脾气"、"性格"、"性情"等含义相近。

气质与性格的差别:气质没有好坏之分,且是先天的,与生俱来的,不易改变的。性格是后天形成的,较易改变。某种气质的人更容易形成某种性格,性格可以在一定程度上掩饰、改变气质。气质的可塑性小,性格的可塑性大。

（五）性格

性格是指表现在人对现实的态度和相应的行为方式中的比较稳定的、具有核心意义的个性心理特征,是一种与社会相关最密切的人格特征,在性格中包含有许多社会道德含义。性格表现了人们对现实和周围世界的态度,并表现在他的行为举止中。性格主要体现在对自己、对别人、对事物的态度和所采取的言行上。

性格是一个人在对现实的稳定的态度和习惯了的行为方式中表现出来的人格特征,它表现一个人的品德,受人的价值观、人生观、世界观的影响。这些具有道德评价含义的人格差异,我们称之为性格差异。性格是在后天社会环境中逐渐形成的,是人的核心的人格差异。性格有好坏之分,能最直接地反映出一个人的道德风貌。

心理学家们曾经以各自的标准和原则,对性格类型进行了分类,下面是几种有代表性的观点:

（1）从心理机能上划分，性格可分为：理智型、情感型和意志型；

（2）从心理活动倾向性上划分，性格可分为内倾型和外倾型；

（3）从个体独立性上划分，性格分为独立型、顺从型、反抗型；

（4）斯普兰格根据人们不同的价值观，把人的性格分为：理论型、经济型、权力型、社会型、审美型、宗教型；

（5）海伦·帕玛根据人们不同的核心价值观和注意力焦点及行为习惯的不同，把人的性格分为九种，称为九型性格，包括：1号完美型、2号助人型、3号成就型、4号艺术型、5号理智型、6号疑惑型、7号活跃型、8号领袖型、9号和平型；

（6）按人的行为方式，即人的言行和情感的表现方式可分为A型性格、B型性格、C型性格和D型性格。

第二节 心理学的主要理论

一、精神分析理论

（一）精神分析理论的创立者

精神分析理论属于心理动力学理论，是奥地利精神科医生弗洛伊德于19世纪末20世纪初创立。精神分析理论是现代心理学的奠基石，它的影响远不是局限于临床心理学领域，对于整个心理科学乃至西方人文科学的各个领域均有深远的影响，它的影响可与达尔文的进化论相提并论。

（二）精神分析理论的主要内容

精神分析理论主要内容有：

1．精神层次理论：该理论是阐述人的精神活动，包括欲望、冲动、思维、幻想、判断、决定、情感等，会在不同的意识层次里发生和进行。不同的意识层次包括意识，前意识和潜意识三个层次，好像深浅不同的地壳层次而存在，故称之为精神层次。

2．人格结构理论：弗洛伊德认为人格结构由本我、自我、超我三部分组成。本我即原我，是指原始的自己，包含生存所需的基本欲望、冲动和生命力。本我是一切心理能量之源，本我按快乐原则行事，它不理会社会道德、外在的行为规范，它唯一的要求是获得快乐，避免痛苦，本我的目标乃是求得个体的舒适，生存及繁殖，它是无意识的，不被个体所觉察。自我，其德文原意即是指"自己"，是自己可意识到的执行思考、感觉、判断或记忆的部分，自我的机能是寻求"本我"冲动得以满足，而同时保护整个机体不受伤害，它遵循的是"现实原则"，为本我服务。超我，是人格结构中代表理想的部分，它是个体在成长过程中通过内化道德规范，内化社会及文化环境的价值观念而形成，其机能主要在监督、批判及管束自己的行为，超我的特点是追求完美，所以它与本我一样是非现实的，超我大部分也是无意识的，超我要求自我按社会可接受的方式去满足本我，它所遵循的是"道德原则"。

3．性本能理论：弗洛伊德认为人的精神活动的能量来源于本能，本能是推动个体行为的内在动力。人类最基本的本能有两类：一类是生的本能，另一类是死亡本能或攻击本能，生的本能包括性欲本能与个体生存本能,其目的是保持种族的繁衍与个体的生存。弗洛伊德是泛性论者,在他的眼里,性欲有着广义的含意,是指人们一切追求快乐的欲望,性本能冲动是人一切心理活动的内在动力,当这种能量(弗洛伊德称之为力必多)积聚到一定程度就会造成机体的紧张,机体就要寻求途径释放能量。弗洛伊德将人的性心理发展划分为5个阶段:①口欲期;②肛门期;③性蕾欲期;④潜伏期;⑤生殖期。刚生下来的婴儿就懂得吸乳,乳头摩擦口唇黏膜引起快感,叫做口欲期性欲。1岁半以后学会自己大小便,粪块摩擦直肠肛门黏膜产生快感,叫做肛门期性欲。儿童到3岁以后懂得了两性的区别,开始对异性父母眷恋,对同性父母嫉恨,这一阶段叫性蕾欲期,其间充满复杂的矛盾和冲突,儿童会体验到俄狄浦斯(Oedipus)情结和厄勒克特拉(Electra)情结,这种感情更具性的意义,不过还只是心理上的性爱而非生理上的性爱。只有经过潜伏期到达青春期性腺成熟才有成年的性欲。成年人成熟的性欲以生殖器性交为最高满足形式,以生育繁衍后代为目的,这就进入了生殖期。弗洛伊德认为成人人格的基本组成部分在前三个发展阶段已基本形成,所以儿童的早年环境、早期经历对其成年后的人格形成起着重要的作用,许多成人的变态心理、心理冲突都可追溯到早年期创伤性经历和压抑的情结。

弗洛伊德在后期提出了死亡本能即桑纳托斯(Thanatos),它是促使人类返回生命前非生命状态的力量。死亡是生命的终结,是生命的最后稳定状态,生命只有在这时才不再需要为满足生理欲望而斗争。只有在此时,生命不再有焦虑和抑郁,所以所有生命的最终目标是死亡。死亡本能派生出攻击、破坏、战争等一切毁灭行为。当它转向机体内部时,导致个体的自责,甚至自伤自杀,当它转向外部世界时,导致对他人的攻击。

4.释梦理论:弗洛伊德是一个心理决定论者,他认为人类的心理活动有着严格的因果关系,没有一件事是偶然的,梦也不例外,绝不是偶然形成的联想,而是欲望的满足,在睡眠时,超我的检查松懈,潜意识中的欲望绕过抵抗,并以伪装的方式,乘机闯入意识而形成梦,可见梦是对清醒时被压抑到潜意识中的欲望的一种委婉表达。梦是通向潜意识的一条秘密通道。通过对梦的分析可以窥见人的内部心理,探究其潜意识中的欲望和冲突。通过释梦可以治疗神经症。

5.心理防御机制理论:心理防御机制是自我的一种防卫功能,很多时候,超我与原我之间,原我与现实之间,经常会有矛盾和冲突,这时人就会感到痛苦和焦虑,这时自我可以在不知不觉之中,以某种方式,调整一个冲突双方的关系,使超我的监察可以接受,同时原我的欲望又可以得到某种形式的满足,从而缓和焦虑,消除痛苦,这就是自我的心理防御机制,它包括压抑、否认、投射、退化、隔离、抵消转化、合理化、补偿、升华、幽默、反向形成等各种形式。人类在正常和病态情况下都在不自觉地运用,运用得当,可减轻痛苦,帮助度过心理难关,防止精神崩溃,运用过度就会表现出焦虑抑郁等病态心理症状。

二、行为主义理论

(一)行为主义理论的创立者

1913—1930年是早期行为主义时期,由美国心理学家华生在巴甫洛夫条件反射学说的基础上创立的。他主张心理学应该屏弃意识、意象等太多主观的东西,只研究所观察到的并能客观地加以测量的刺激和反应。无须理会其中的中间环节,华生称之为"黑箱作业行为"或是"病态的行为"都是经过学习而获得的,也可以通过学习而更改、增加或消除,认为查明了环境刺激与行为反应之间的规律性关系,就能根据刺激预知反应,或根据反应推断刺激,达到预测并控制动物和人的行为的目的。他认为,行为就是有机体用以适应环境刺激的各种躯体反应的组合,有的表现在外表,有的隐藏在内部,在他眼里人和动物没什么差异,都遵循同样的规律。

1930年起出现了新行为主义理论,以托尔曼为代表的新行为主义者修正了华生的极端观点。他们指出在个体所受刺激与行为反应之间存在着中间变量,这个中间变量是指个体当时的生理和心理状态,它们是行为的实际决定因子,它们包括需求变量和认知变量。需求变量本质上就是动机,它们包括性,饥饿以及面临危险时对安全的要求。认知变量就是能力,它们包括对象知觉、运动技能等。

在新行为主义中另有一种激进的行为主义分支,它以斯金纳为代表。斯金纳在巴甫装一特殊装置,压一次杠杆就会出现食物,他将一只饿鼠放入箱内,它会在里面乱跑乱碰,自由探索,偶然一次压杠杆就得到食物,此后老鼠压杠杆的频率越来越多,即学了通过压杠杆来得到食物的方法,斯金纳将其命名为操作性条件反射或工具性条件作用,食物即是强化物,运用强化物来增加某种反应(即行为)频率的过程叫做强化。斯金纳认为强化训练是解释机体学习过程的主要机制。

(二)行为主义理论的主要内容

行为主义的主张,最重要者有以下四点:

1.强调科学心理学所研究者,只是能够由别人客观观察和测量的外显行为。

2.构成行为基础者是个体的反应,集多个反应即可知行为的整体。

3.个体行为不是与生俱来的,不是由遗传决定的,而是受环境因素的影响被动学习的。

4.经由对动物或儿童实验研究所得到的行为的原理原则,即可推论解释一般人的同类行为。像此种纯粹以"客观的客观"为标准的行为主义取向,被人称为激进行为主义(Radical Behaviorism)。

行为主义发展到20世纪30年代后,其严守自然科学的取向受到了批评。同时又因其他学派理论的影响,有些原属行为学派的学者,不再坚持"客观的客观"的原则,终而接受意识成为心理学研究的主题之一的理念。行为主义中持有此种理论取向者,被称为新行为主义(New Behaviorism)。

斯金纳的新行为主义学习理论—操作性条件反射理论分为以下三个方面:

(1)应答性行为和操作性行为——经典式条件反射学习和操作式条件反射学习

斯金纳的行为主义理论与华生的观点有一个显著的区别。华生坚持"没有刺激,就没有反应"的信条。而斯金纳却认为这种观点不尽全面,也不准确。斯金纳提出要注意区分"引发反应"与"自发反应",并根据这两种反应提出了两种行为:应答性行为和操作性行为。前者是指由特定的、可观察的刺激所引起的行为,如在巴甫洛夫实验室里,狗看见食物或灯光就流唾液,食物或灯光是引起流唾液反应的明确的刺激,后者是指在没有任何能观察的外部刺激的情境下的有机体行为,它似乎是自发的,如白鼠在斯金纳箱中的按压杠杆行为就找不到明显的刺激物。应答性行为比较被动,由刺激控制,操作性行为代表着有机体对环境的主动适应,由行为的结果所控制。人类的大多数行为都是操作性行为,如游泳、写字、读书等。

据此,斯金纳进一步提出两种学习形式:一种是经典式条件反射学习,用以塑造有机体的应答行为;另一种是操作式条件反射学习,用以塑造有机体的操作行为。西方学者认为,这两种反射是两种不同的联结过程:经典性条件反射是 S-R 的联结过程;操作性条件反射是 R-S 的联结过程。这便补充和丰富了原来行为主义的公式。

(2)斯金纳的操作条件反射与桑代克的效果律的比较

桑代克的效果律指出"如果一个操作行为出现以后有强化刺激跟随,其反应的强度便增加"。可见两者都提及了强化的概念。但是在斯金纳的行为分析中,强化所扮演的角色发生了重大的变化。

首先,在桑代克那里,强化是用来解释刺激-反应联结加强的一条主要原理,而在斯金纳体系中,强化只是一个用来描述反应概率增加的术语,即强化增加的是反应发生的概率,如何安排强化才是核心所在。

其次,其他学习理论家(如巴甫洛夫)把消退看作是一个主动的抑制过程,而斯金纳认为不能把消退看作是一种与强化无关的独立的过程。事实上,强化可用于消退行为,停止强化可以使反应概率下降。消退过程可用来表明强化效果持续的时间。

(3)反射学说

①操作性条件反射的建立

如果一个操作发生后,接着给予一个强化刺激,那么其强度就增加。斯金纳的操作性条件反射所建立的原理,在许多动物和人类的学习中得到印证。例如,鸽子偶一抬高头,受到强化,此后会继续抬高它的头;婴儿偶尔叫一声"妈",妈妈便报以微笑和爱抚,于是孩子学会了叫"妈妈"。斯金纳甚至依据这个原理,训练两只鸽子玩一种乒乓球游戏,获得成功。实际上,只要巧妙安排强化程序,可以训练动物习得许多复杂的行为。

②操作性条件反射的消退

关于操作性条件反射的消退,斯金纳总结说:"如果在一个已经通过条件化而增强的操作性活动发生之后,没有强化刺激物出现,它的力量就削弱。"可见,与条件作用的形成一样,消退的关键也在于强化。例如,白鼠的压杆行为如果不予以强化,压杆反应便停止。学员某一良好反应未能受到教育者充分的关注和表扬,学员便最终放弃这一作出良好反应的努力。

但是,反应的消退表现为一个过程。即一个已经习得的行为并不即刻随强化的停止而终止,而是继续反应一段时间,最终趋于消失。斯金纳以实验表明,一只已经习得压杆反应的白鼠在强化被停止之后,仍然能按压杠杆达 50～250 次之多,然后最终停止反应。至于消退的时间,则与该习得反应本身力量的强弱成正比,即如果原来反应非常牢固,那么消退的时间较长,反之亦然。例如,在上述实验中,受过多次强化的白鼠在强化停止后,可连续按压杠杆 250 次左右,而仅受过一次强化的白鼠在强化停止后连续按压杠杆的次数为 50 次左右。所以,消退过程的时间长短也是斯金纳衡量操作性条件反射力量的一个指标。

(4)操作性条件反射实验

斯金纳关于操作性条件反射作用的实验,是在他设计的一种动物实验仪器即著名的斯金纳箱中进行的。箱内放进一只白鼠或鸽子,并设一杠杆或键,箱子的构造尽可能排除一切外部刺激。动物在箱内可自由活动,当它压杠杆或啄键时,就会有一团食物掉进箱子下方的盘中,动物就能吃到食物。箱外有一装置记录动物的动作。斯金纳的实验与巴甫洛夫的条件反射实验的不同在于:

①在斯金纳箱中的被试动物可自由活动,而不是被绑在架子上;

②被试动物的反应不是由已知的某种刺激物引起的,操作性行为(压杠杆或啄键)是获

得强化刺激(食物)的手段;

　　③反应不是唾液腺活动,而是骨骼肌活动;

　　④实验的目的不是揭示大脑皮层活动的规律,而是为了表明刺激与反应的关系,从而有效地控制有机体的行为。

　　斯金纳通过实验发现,动物的学习行为是随着一个起强化作用的刺激而发生的。斯金纳把动物的学习行为推而广之到人类的学习行为上,他认为虽然人类学习行为的性质比动物复杂得多,但也要通过操作性条件反射。操作性条件反射的特点是:强化刺激既不与反应同时发生,也不先于反应,而是随着反应发生。有机体必须先作出所希望的反应,然后得到"报酬",即强化刺激,使这种反应得到强化。学习的本质不是刺激的替代,而是反应的改变。斯金纳认为,人的一切行为几乎都是操作性强化的结果,人们有可能通过强化作用的影响去改变别人的反应。在教学方面教育者充当学员行为的设计师和建筑师,把学习目标分解成很多小任务并且一个一个地予以强化,学员通过操作性条件反射逐步完成学习任务。

　　(三)斯金纳强化理论

　　斯金纳在对学习问题进行了大量研究的基础上提出了强化理论,十分强调强化在学习中的重要性。强化就是通过强化物增强某种行为的过程,而强化物就是增加反应可能性的任何刺激。斯金纳把强化分成积极强化和消极强化两种。积极强化是获得强化物以加强某个反应,如鸽子啄键可得到食物。消极强化是去掉可厌的刺激物,是由于刺激的退出而加强了那个行为。如鸽子用啄键来去除电击伤害。教学中的积极强化是教育者的赞许等,消极强化是教育者的皱眉等。这两种强化都增加了反应再发生的可能性。斯金纳认为不能把消极强化与惩罚混为一谈。他通过系统的实验观察得出了一条重要结论:惩罚就是企图呈现消极强化物或排除积极强化物去刺激某个反应,仅是一种治标的方法,它对被惩罚者和惩罚者都是不利的。他的实验证明,惩罚只能暂时降低反应率,而不能减少消退过程中反应的总次数。在他的实验中,当白鼠已牢固建立按杠杆得到食物的条件反射后,在它再按杠杆时给予电刺激,这时反应率会迅速下降。如果以后杠杆不带电了,按压率又会直线上升。斯金纳对惩罚的科学研究,对改变当时美国和欧洲盛行的体罚教育起了一定作用。

　　斯金纳用强化列联这一术语表示反应与强化之间的关系。强化列联由三个变量组成:辨别刺激——行为或反应——强化刺激。刺激辨别发生在被强化的反应之前,它使某种行为得到建立并在当时得到强化,学到的行为得到强化就是刺激辨别的过程。在一个列联中,在一个操作—反应过程发生后就出现一个强化刺激,这个操作再发生的强度就会增加。斯金纳认为,教学成功的关键就是精确地分析强化效果并设计特定的强化列联。

三、人本主义理论

　　(一)人本主义理论的创立者

　　人本主义理论是20世纪50—60年代产生于美国的一种心理学思潮和革新运动。反对行为主义环境决定论和精神分析生物还原论思想,主张研究人的本性、潜能、经验、价值、创造力及自我实现等;人本主义理论是美国当代心理学主要流派之一,由美国心理学家A. H.马斯洛创立,现在的代表人物有C. R罗杰斯;人本主义反对将人的心理低俗化,动物化的倾向,故被称为心理学中的第三思潮。

（二）人本主义理论的主要内容

马斯洛认为人类行为的心理驱力不是性本能，而是人的需要，他将其分为两大类、七个层次、好像一座金字塔，由下而上依次是生理需要、安全需要，归属与爱的需要，尊重的需要，认识需要，审美需要、自我实现需要。人在满足高一层次的需要之前，至少必须先部分满足低一层次的需要。

第一类需要属于缺失需要，可引起匮乏性动机，为人与动物所共有，一旦得到满足，紧张消除，兴奋降低，便失去动机。

第二类需要属于生长需要，可产生成长性动机，为人类所特有，是一种超越了生存满足之后，发自内心的渴求发展和实现自身潜能的需要。满足了这种需要个体才能进入心理的自由状态，体现人的本质和价值，产生深刻的幸福感，马斯洛称之为"顶峰体验"。马斯洛认为人类共有真、善、美、正义、欢乐等内在本性，具有共同的价值观和道德标准，达到人的自我实现关键在于改善人的"自知"或自我意识，使人认识到自我的内在潜能或价值，人本主义心理学就是促进人的自我实现。

人本主义强调爱、创造性、自我表现、自主性、责任心等心理品质和人格特征的培育，对现代教育产生了深刻的影响。马斯洛作为人本主义心理学的创始人，充分肯定人的尊严和价值，积极倡导人的潜能的实现。另一位重要代表人物罗杰斯，同样强调人的自我表现、情感与主体性接纳。他认为教育的目标是要培养健全的人格，必须创造出一个积极的成长环境。

（三）人本主义学习理论的主要观点

人本主义学习理论强调学员自主学习，自主建构知识意义，强调协作学习。与建构主义不同，它更强调以"人的发展为本"，即强调"学员的自我发展"，强调"发掘人的创造潜能"，强调"情感教育"。人本主义学习理论主要可以分为五大观点：即潜能观、自我实现观、创造观、情感因素观与师生观。

1. 潜能观

人本主义理论认为：在学习与工作上人人都有潜在能力。可惜的是这种潜能没有充分释放出来。教育本身就要努力去发掘学员的潜在能力。所以人本主义理论研究的重点是在于怎样通过教育来发掘每个学员的潜能。从这个观点出发，人本主义一方面强调学习要以"学员为主体"但也重视教育者在这个过程中发挥"主导作用"，而这个"主导作用"在于怎样去发掘学员的潜能。

2. 自我实现观（也叫自我发展观）

人本主义理论高度重视学员的个性差异和个人价值观；强调学员自我实现（发展），把学员的自我实现作为教学的目标。但由于人的知识水平、接受能力、兴趣爱好，学习方法和学习习惯的不同，所以存在个性差异，教育者在教学中，应该根据每个不同的学员的个性差异，进行因材施教，为不同学员创设不同的学习条件，使得不同的学员都能得到自由发挥，满足不同的个性需求，让学员认识自身价值，促进他们自身的发展

3. 创造观

人本主义与建构主义一样在知识与能力之间，崇尚学员能力的培养，并把创造力作为教学的核心问题。罗杰斯指出："人人有创造力，至少有创造力的潜能，人应该主动地发展这些潜能。"并认为："不应该把创造力看成某些专家的特权。"而布鲁姆也认为应该研究大多数人

的潜能和创造力。

4.情感因素观

学习中的情感因素,包括发掘学员潜能,发展学员创造力都有密切关系。对这一点,人本主义给予特别重视,认为学习是学员个人主动发起的(不是被动地等待刺激)。个人对学习的整体投入,不但涉及认知能力,而且涉及情感、行为等方面。学员对学习兴趣很浓,目标明确,是十分重要的情感因素,教育者必须充分地为学员创设良好的学习环境,把学员充分吸引到学习的情境中来,并长时期坚持下去。这种情感因素的创造,一要教育者积极引导,二要积极进行鼓励,三要创设良好的学习环境。

5.师生观

人本主义更重视师生定位观;师生之间的关系也是以情感为纽带,维持一种宽松、和谐、民主、平等的学习氛围,建立起一种良好的人际关系与和谐的学习氛围。教育者应该平等地对待每一个学员,根据学员的个体差异,相信学员,尊重学员,在教学过程中要构建民主、平等、和谐的师生关系,使学员在学习中没有感到压抑或负担,让学员在学习中真正做到学得主动积极和生动活泼。教育者由主宰者、权威变成学员的指导者和朋友,由教变成导,这样才能让学员的学变成真正的自主参与。

四、认知理论

(一)认知心理学

认知心理学是 20 世纪 50 年代中期在西方兴起的一种心理学思潮,是作为人类行为基础的心理机制,其核心是输入和输出之间发生的内部心理过程。它与西方传统哲学也有一定联系,其主要特点是强调知识的作用,认为知识是决定人类行为的主要因素。20 世纪 70 年代开始其成为西方心理学的一个主要研究方向,它研究人的高级心理过程等。

认知心理学源于瑞士著名教育与发展心理学家皮亚杰,代表人物有奈塞尔(Neisser)等人。又可细分为信息加工心理学和认知结构心理学两个小方向。

(二)认知心理学的主要研究方向

认知:就是感觉输入的转换、减少、解释、贮存、恢复和使用的过程。

认知心理学的研究范围包括感知觉,注意,表象,学习记忆,思维和言语等心理过程或认知过程,以及儿童的认知发展和人工智能(1967)。

与行为主义心理学家相反,认知心理学家研究那些不能观察的内部机制和过程,如记忆的加工、存储、提取和记忆力的改变。

以信息加工观点研究认知过程是现代认知心理学的主流,可以说认知心理学相当于信息加工心理学。它将人看作是一个信息加工的系统,认为认知就是信息加工,包括感觉输入的编码、贮存和提取的全过程。按照这一观点,认知可以分解为一系列阶段,每个阶段是一个对输入的信息进行某些特定操作的单元,而反应则是这一系列阶段和操作的产物。信息加工系统的各个组成部分之间都以某种方式相互联系着。而随着认知心理学的发展,这种序列加工观越来越受到平行加工理论和认知神经心理学的相关理论的挑战。

第二章　强制隔离戒毒人员的心理

第一节　强制隔离戒毒人员概述

一、强制隔离戒毒人员的概念

强制隔离戒毒人员是由县级以上人民政府公安机关作出强制隔离戒毒决定的吸毒成瘾人员，或经公安机关同意，自愿接受强制隔离戒毒的吸毒成瘾人员。

根据《中华人民共和国禁毒法》第四章第三十八条规定，吸毒成瘾人员有下列情形之一的，由县级以上人民政府公安机关作出强制隔离戒毒的决定：

1.拒绝接受社区戒毒的；

2.在社区戒毒期间吸食、注射毒品的；

3.严重违反社区戒毒协议的；

4.经社区戒毒、强制隔离戒毒后再次吸食、注射毒品的；

5.对于吸毒成瘾严重，通过社区戒毒难以戒除毒瘾的人员，公安机关可以直接作出强制隔离戒毒的决定。

《禁毒法》第三十九条规定，怀孕或者正在哺乳自己不满1周岁婴儿的妇女吸毒成瘾的，不适用强制隔离戒毒；不满16周岁的未成年人吸毒成瘾的，可以不适用强制隔离戒毒，对不适用强制隔离戒毒的吸毒成瘾人员，依照本法规定进行社区戒毒。

二、强制隔离戒毒人员的特征

（一）生理方面特征

1.疼痛症状

强戒人员在使用阿片类药物的时候，任何疼痛都表现得不明显，当停止使用阿片类药物后，疼痛症状显得格外明显，而此时机体的抗疼痛神经系统功能尚没有恢复。临床上表现比较多的疼痛症状为骨痛、四肢关节疼痛、腰痛、浑身肌肉疼痛、头痛等。

2.呼吸系统症状

吸食海洛因、冰毒等物质对呼吸系统造成直接性的刺激，使患者出现咳嗽、支气管炎等。临床常见症状有胸闷气短、呼吸困难、支气管哮喘、咳嗽痰多等症状，还会引起慢性咽炎、鼻炎和鼻窦炎。强戒人员普遍体质虚弱，易并发呼吸道感染，肺结核病的发生率较高。

3.心血管系统症状

长期滥用毒品,可造成心肌缺血、心肌梗死、心肌炎、感染性心内膜炎、高血压、心律失常以及猝死等。有资料显示强戒人员窦性心律不齐,心动过速或过缓等心律失常较多见。长期注射毒品会导致静脉硬化、血液微循环障碍、静脉炎、静脉栓塞、皮肤感染等。

4.消化系统症状

海洛因一个突出的药理作用是使胃肠道蠕动减慢,排空时间延长,饥饿感下降,饮食减少,导致营养缺乏和严重的便秘;常出现肝功能异常,转氨酶升高;常见的消化道症状有食欲下降、厌食、恶心、呕吐、便秘、腹胀、腹痛和腹泻等。

5.神经系统并发症

神经系统常见并发症有癫痫、惊厥、震颤、麻痹、周围神经炎、肌功能障碍、睡眠障碍、精神障碍等。

6.性病、传染病高发

强戒人员中注射毒品的比例居高不下,如共用注射针头,常导致血液传播疾病如艾滋病、病毒性肝炎等,乱伦导致多种性病如淋病、梅毒等。

(二)心理方面特征

吸毒者有明显的人格特征:如反社会性、情绪控制较差、易冲动、缺乏有效的防御机制、追求即刻满足。其中,低自尊最为突出,他们常常感到自己不被接纳,吸毒的动机源自他们提高自尊的需要及避免自我贬损的态度,他们往往抱着"今朝有酒今朝醉"的生活态度。

1.认知方面特征

注意力难以集中,记忆力明显受损,认知片面直观,狭隘易变,受暗示性强。

2.情绪方面特征

情感反应以淡漠、沮丧多见,情绪不稳定、抑郁焦虑、自卑、变化无常、冲动、易激怒。

3.意志方面特征

意志活动减弱,行为趋向退缩,始动性不足,缺乏自尊心、忍耐力,自控力差,好逸恶劳、懒散、疲沓、劳动力明显下降。

4.人格方面特征

人格改变尤为突出,表现为焦躁易怒、猥琐自卑,对家庭和社会的责任感明显削弱。决策能力差、逆反心理强、无责任心,自暴自弃,不思进取,多伴有人格障碍。

吸毒成瘾后,吸毒者的身心健康会受到长期而严重的损害。阿片类药物依赖者(主要是指海洛因)在戒除了生理上的毒瘾后,继之出现的慢性稽延性戒断症状,其持续时间长,尤其是睡眠障碍和焦虑情绪可达数年。苯丙胺类药物(如冰毒、摇头丸等)滥用者可导致脑神经受损,长期滥用者易引起精神活动异常,可发生继发性精神分裂症。

(三)行为方面特征

强制隔离戒毒人员一个显著的行为特征就是虚伪欺诈。吸毒是违法行为,需要隐瞒,用非法手段弄钱购买毒品的行为需要隐瞒,对家庭需要隐瞒,对外界也需要隐瞒,因此,强制隔离戒毒人员形成说谎的行为特征。另一方面,由于强戒人员存在矛盾心理,情绪不稳定,会影响其外在行为表现,如对管教民警不满,常提出各种无厘要求,得不到满足则发脾气甚至出现冲动、攻击、伤人行为,更严重者可能出现自伤、自残,甚至自杀行为。

第二节　不同阶段强制隔离戒毒人员心理

一、入所初期强制隔离戒毒人员的心理

（一）入所初期强制隔离戒毒人员心理特点

入所初期强制隔离戒毒人员恐惧感强烈，尤其在初次强制隔离戒毒人员中常见，而对抗管教心理在多次进所强制隔离戒毒人员中多见，而大部分强戒人员由于稽延症状，常常伴随失眠、焦虑、抑郁、躯体不适、瘾海难填等症状。

（二）入所初期强制隔离戒毒人员戒治方法

入所初期时间为三个月。该阶段是对新收治入所的戒毒人员，利用医学方法对戒毒人员生理依赖症状显著、尿液毒品检验阳性的人员进行脱毒治疗，主要的脱毒方法有美沙酮替代递减脱毒治疗方法、丁丙诺啡舌下含服脱毒治疗方法、杨氏 1＋1 脱毒疗法、中医中药脱毒疗法；对其并发症进行处理和康复治疗，以实现脱离毒品、戒治生理依赖、促进身体康复的目的。

二、入所中期强制隔离戒毒人员的心理

（一）入所中期强制隔离戒毒人员心理特点

通过入所初期的适应性阶段，大部分强制隔离戒毒人员心理状况基本保持稳定，但常伴有迷茫感、空虚感、感觉日子遥遥无期、对自己的人生不知所措，有些抱有混日子的想法。

（二）入所中期强制隔离戒毒人员戒治方法

时间为六个月，针对急性脱毒基本完成，但身体机能尚未恢复正常，稽延性症状典型的戒毒人员，进行并发症处理及康复治疗。针对已经脱毒、戒断毒瘾的戒毒人员，采取各类教育、训练为内容的康复训练，例如身体康复训练、心理康复训练、生活技能训练，使戒毒人员的身体得到全面的休息、调整和康复。

三、入所后期强制隔离戒毒人员的心理

（一）入所后期强制隔离戒毒人员心理特点

在入所后期，强制隔离戒毒人员开始思考重返社会的计划，但又担心自己在社会上抵制不住毒品的诱惑，常（伴有焦虑感）出现回归社会前的各种心理冲突，如欣喜与忧虑的冲突、自卑和自尊的冲突、重新做人与重操旧业的冲突等，身边复吸的事例又让他们感到无希望，社会安全感缺失。

（二）入所后期强制隔离戒毒人员戒治方法

以三个月为一个周期直至解除强制隔离戒毒。经过前期的生理脱毒、身体康复阶段，戒毒人员在生理性戒断症状全部消失的同时，进行相应的体能训练，强化身体素质；进行规范的养成教育、法律教育，树立守法意识；系统而有针对性地开展心理矫治和训练，锻炼意志，增强对毒品的免疫力。强化戒毒人员的前途教育和就业指导；建立戒毒人员跟踪考察、回

访、社区调查的制度,定期进行戒毒操守率调查。

第三节　特殊类型强制隔离戒毒人员心理特点

一、未成年强制隔离戒毒人员的心理

(一)未成年强制隔离戒毒人员的心理特点

未成年强制隔离戒毒人员中,问题少年居多,他们缺乏家庭管教、学校教育,难以接受权威者(父母或老师等)对自己的要求和期许,无法在权威与自我价值中协调,过于强调自我价值的实现;对毒品种类、危害、特点等认识不足,甚至一无所知,对于国家关于毒品问题的政策、法规不了解,缺乏法制观念;自我连续感差,对过去、现在、未来缺乏清晰的判断,没有明确的人生规划,遇到挫折时希望时间能够倒回或停滞不前,回忆过去,对未来缺乏信心。

(二)未成年强制隔离戒毒人员的心理矫治特点

青少年阶段是人生的重要发展时期,要加强青少年科学文化与行为养成教育,帮助其树立健康、科学的人生观、价值观、科学观。同时,培养青少年的认知能力至关重要,使其了解毒品基本的性质和社会危害性,提高青少年的防毒意识与抗挫折能力。

二、老年强制隔离戒毒人员的心理

(一)老年强制隔离戒毒人员的心理特点

老年强制隔离戒毒人员麻痹思想较为严重,多数认为自己吸毒到这个年龄还没有死亡,觉得白粉只是比较容易成瘾,而毒害并不严重,对毒品毫无抵抗力。他们对自己的身体、日常生活比较关心,好要面子,认为自己年纪大了,民警、同戒者应该多照顾自己,一旦有小病就十分紧张,尤其对饮食比较在意,而对于其他方面的关注就较少,对家庭、亲情逐渐冷漠;改造中甘于沉寂,劳动态度较好,较为沉稳,少出现违纪行为。

(二)老年强制隔离戒毒人员的心理矫治特点

教育矫治难度大,老年强制隔离戒毒人员认为自己已经这把年纪了,没有必要去解除毒瘾,其思想根深蒂固,很难从认知上改变这个观念;由于有强烈的情感需要,所以适当的关心和照顾,可以起到比较好的效果,让其配合教育矫治工作。同样,由于对于家庭情感需要更强,可以利用这点,通过家庭帮教起到效果。

三、女性强制隔离戒毒人员的心理

(一)女性强制隔离戒毒人员的心理特点

许多女性吸毒具有被动性的特点,女性吸毒更多地受到朋友或家庭亲属吸毒的影响而被动吸毒。女性强戒人员情绪稳定性普遍较低,高度敏感、多疑、内心脆弱、适应环境的能力差;对事物的理解不够深入,分析问题、辨别真伪的能力较差,思维刻板,不灵活,比较感性,看事物容易绝对化;部分女性强制隔离戒毒人员由于安全感、爱和归属以及自尊的长期缺失,心理处于失衡状态。

（二）女性强制隔离戒毒人员的心理矫治特点

家庭对于女性强戒人员来说尤为重要，家庭支持系统是否完善，是她们能否走向新生的关键因素，因此在开展女性强戒人员的心理矫治过程中，要注重家庭治疗，修复其社会支持系统，可以邀请强戒人员家属一起参加家庭治疗，通过家庭重塑、家庭规则转化等技术，改善她们家庭系统中功能不良的应对姿态，促进他们的共同成长与和谐，同时在亲情的感召下，能增强女性强戒人员对战胜毒品心理依赖的毅力和决心；在开展女性强戒人员团体和个体咨询时，由于其敏感和感性，因此积极关注、接纳与尊重每一个成员显得尤为重要。

四、初次强制隔离戒毒人员的心理

（一）初次强制隔离戒毒人员的心理特点

受戒者初进戒毒场所，多数伴有恐惧感，抑郁寡言，精神涣散，对民警的耐心说导不理不睬，甚至对生活失去了信心；思想仍然沉浸在吸食毒品的享乐中，虽然自己愿意戒毒但仍然坚持自己错误的享乐认知观；因环境突然发生了改变和个人行为受到了限制，而难于接受较为严格的治疗管理引起焦虑不安。

（二）初次强制隔离戒毒人员的心理矫治特点

初次吸毒者之所以走上吸毒之道路，大多与初吸时对毒品的危害及成瘾性认识不足有关，吸毒人员被强制戒毒后，要经常不断地加强毒品的危害教育，要使吸毒人员懂得吸毒摧残身心，危害社会、家庭，害人害己，特别是对初次吸毒人员既要讲明毒瘾难戒，使他们在思想上有充分的心理准备，又要消除戒不了的悲观想法，对戒毒应持务实的态度，既不要过于乐观又不要一味自卑自责而对戒毒悲观失望。在戒毒过程中，采取吸毒人员成功戒毒的现身说法，特别是树立已戒毒人员的典型对初次吸毒人员自卑心理的作用是巨大的，有事半功倍之效。

五、多次进所强制隔离戒毒人员的心理

（一）多次进所强制隔离戒毒人员的心理特点

多次进所强制隔离戒毒人员思维存在不合理性，容易产生刻板印象、以偏概全、消极关注、归因错误等问题；情感淡漠，家庭、亲属、朋友等对于他的意义已经不再那么深刻，多是希望向家庭、亲属、朋友要钱而表达一些情感，实际则用于场所内的购物、就餐享受，多不顾家庭负担、亲属及朋友关系，一旦家庭、亲属、朋友等无力帮助，则给以仇恨；意志薄弱，由于多次戒毒失败，产生习得性无助；不以解除毒瘾为目的，而多以想方设法熬过两年为目的，一旦遇到困境、挫折，就没有根本性的动力。

（二）多次进所强制隔离戒毒人员的心理矫治特点

由于对自己解除毒瘾并不抱希望，对于家庭责任也几乎不顾，自私自利以及意志薄弱等心理特点，导致矫治难度十分大；必须找到学员在意的东西，教育矫治才能找准突破口，找到拉回学员"心"的突破点，再加以引导才有可能进行转化；有必要建一位他身边的"有心"管理民警，以日常的关心作为情感抓手，取得信任，用倾听和经验的交换，真正走进其内心世界。

六、艾滋病强制隔离戒毒人员的心理

（一）艾滋病强制隔离戒毒人员的心理特点

艾滋病强制隔离戒毒人员有许多恐惧，最为多见的是害怕死亡，特别是害怕在单独和痛

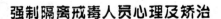

苦中死去,恐惧的原因是见过爱人、朋友或者同事因病或因艾滋病而死亡;有较强的失落感,他们在生活、志向、社会地位、经济收入稳定性以及独立性等方面均有失落感,艾滋病强制隔离戒毒人员感受到最常见的失落感来自于感到失去了信任,其中包括担心前途,由于他人的消极行为而担忧家人的社会地位等方面受到影响;对已经发生或预计将发生的损失深感不幸,他们对密切的家庭成员、爱人和朋友施加于他们的影响也感到不幸;常会激起可能会传染给他人或对自己可能会导致传染的行为感到内疚,还会对感染 HIV 可能引起爱人和家庭特别是子女的悲痛而内疚;他们以否认的态度来对待他们已经发生感染的消息,有些人最初的否认态度可能以消极的方式来处理得知诊断结果后的震惊。然而,如果坚持这一态度,这样的人就会拒绝民警的管教。

焦虑情绪严重,焦虑可以很快就成为艾滋病强制隔离人员生活中的经常现象,表明这种长期不肯定性与感染 HIV 有关;有的艾滋病强制隔离戒毒人员认为他们不幸发生感染而表现发怒,他们常常会感到不被重视或没有受到很好的管理,发怒有时对发生 HIV 感染以自我责备的方式向内发泄,或以自杀、自伤、自残的行为方式发泄;有较高的自杀倾向性,自杀被看成逃避痛苦和不舒适或减少家人的羞耻和不幸的一种方式,或以报复心理伤害同戒、民警;另他们疑病症状和强迫症状也较明显。

(二)艾滋病强制隔离戒毒人员的心理矫治特点

加强艾滋病强制隔离戒毒人员的心理测试和分析,进行早期心理干预,帮助艾滋病强制隔离戒毒人员度过心理障碍期;帮助他们获得预防和治疗艾滋病的有关知识,提高自我照料与治疗的信心与技能,树立正确的病情态度,恢复他们对生活的信心,防止他们自暴自弃,采取自杀等过激行为的发生;给予心理、情感上的支持,提高生活信心与教育矫治质量,加强艾滋病强制隔离戒毒人员的心理危机干预工作。

第三章　强制隔离戒毒人员
常见心理健康问题

第一节　心理健康概述

临床心理学将人的心理划分为心理正常和心理不正常两大类。心理正常按健康水平又划分为心理健康和心理不健康两个层次。心理不健康按程度轻重区分为三种类型，即一般心理问题、严重心理问题和神经症性心理问题，我们通常所说的心理咨询一般是指对心理正常状态下的心理不健康问题的咨询。心理不正常又称心理异常或变态心理，是指精神（心理）出现了病态的改变，需要进行心理治疗或药物治疗的疾病，如各种神经症、精神障碍等。如图 3-1 所示。

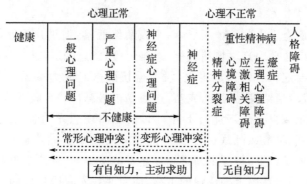

图 3-1　临床心理学对人的心理健康的划分

一、一般心理问题

一般心理问题是由现实因素激发，持续时间较短，情绪反应能在理智控制之下，情绪反应尚未泛化的心理不健康状态。如抑郁情绪、焦虑情绪、心因性失眠等。

现实因素激发，如矫治生活中的某些事件如矫治环境不适应、矫治压力大、矫治的挫折、困难、人际关系紧张等而产生内心冲突，并因此体验到不良的情绪如厌烦、后悔、懊丧、自责等。持续时间一般在一到二个月以内（一般不超过三个月）。情绪反应尚能在理智控制之下，能保持行为不失常态，能基本维持正常生活、劳动、学习和人际交往，但效率有所下降。此类心理问题建议自我调节或寻求咨询帮助。

二、严重心理问题

严重心理问题是由相对强烈的现实因素激发，初始情绪反应剧烈，持续时间较久，内容充分泛化的心理不健康状态。如抑郁状态、焦虑状态等。

现实刺激如亲人亡故、离婚、失恋、躯体重大疾病等，使其产生重大挫折感，痛苦的情绪间断或不间断地持续三个月以上半年以下（一般最多不超过一年），仍不能自我化解。对生活、劳动、学习、人际关系等日常活动有一定程度的影响。此类心理问题建议及早进行心理咨询。

三、神经症心理问题

这种类型的心理不健康状态，已经接近神经衰弱或神经症，或者其本身就是神经衰弱或神经症的早期阶段，但从情绪反应的程度上、时间上以及影响当事人社会功能上，尚没有达到神经症的标准。此类心理问题建议及时进行心理咨询或治疗。

第二节　强制隔离戒毒人员心理异常概述

一、常见的神经症

(一)抑郁症

抑郁症不是普遍意义上的心情不好，一个人情绪低落，但过几天就好了，这只能算是情绪感冒而已。抑郁症主要表现为情绪低落、思维迟缓、意志减退，且与现实处境不相称，具体表现为以下九个主要症状：(1)兴趣丧失，没有愉快感；(2)精力减退，常有无缘无故的疲乏感；(3)反应变慢，或者情绪容易激动、亢奋，也容易被激怒；(4)自我评价过低，时常自责或有内疚感；(5)联想困难或自觉思考能力下降；(6)反复出现想死的念头或有自杀、自伤行为；(7)睡眠障碍，如失眠、早醒或睡眠过多；(8)食欲降低或体重明显减轻；(9)性欲明显减退。有以上症状当中的四项以上，持续了两个星期还不能缓解，并且严重影响到了正常的工作生活和社会功能，就需要考虑患上抑郁症的可能，应及时找专科医生咨询。

(二)焦虑症

焦虑症是一种以焦虑情绪为主的神经症，有以下六方面的症状并持续六个月以上者可考虑患焦虑症的可能：(1)当事人基本的内心体验是担心、害怕，如提心吊胆、忐忑不安，甚至极端惊恐；(2)这种情绪是不快和痛苦的，可以有马上就要虚脱昏倒的感觉；(3)这种情绪指向未来，似乎预感到灾难将降临到头上，实际上并没有任何威胁或危险，即并没有确定的，可引起害怕的客观对象和具体而固定的观念内容，属于自己吓唬自己；(4)伴有身体不适感，如出汗、口干、嗓子发堵、胸闷、尿急等；(5)存在运动精神性不安，如坐立不安、来回走动，甚至表现出惊叫、呼救、拉着别人的手或衣服不肯松开等；(6)存在睡眠困难，大多是入睡困难而且往往早醒或在睡梦中惊醒。

(三)强迫症

强迫症是以强迫观念和强迫动作为主要表现，其特点是有意识地自我强迫和反强迫并存,二者强烈冲突使当事人感到焦虑和痛苦,无法摆脱,如强迫性洗涤、强迫性疑虑、强迫性穷思竭虑等。

强迫症一般具有以下特征:①患者明知强迫症状不对但无法控制,因为一旦控制不去做,就会出现紧张,心慌等严重的焦虑表现,为了避免焦虑的发生,患者只好去想、去做。这个特点称之为有意识的自我强迫和反强迫;②患者能够意识到这种强迫的意识和冲动来自于自我,而不是来自于外界,是自己的想法。

（四）恐怖症

恐怖症是指当事人对某些特定的对象或处境产生强烈和不必要的恐惧情绪,并主动采取回避的方式来解除这种不安。患者明知恐怖症状不合理,不必要却无法控制,无法摆脱,且伴有明显的焦虑及回避行为,妨碍了工作、学习或日常生活的正常进行,可伴有昏倒等植物神经症状。恐惧的对象或处境可能是单一的或多种的,具体如下所述:

（1）特定的处境:如人群聚集（聚会恐怖或广场恐怖）、独处密闭的室内（幽闭恐怖）、登高临渊（高处恐怖、深渊恐怖）、过桥（过桥恐怖）、越过马路（过街恐怖）、进入学校（学校恐怖）等。

（2）特定的对象:如小动物（动物恐怖）、尖锐物体（尖锋恐怖）、流血（血液恐怖）、不洁物（不洁恐怖）、棺材或坟墓等不祥物（不祥恐怖）等。

（3）社交活动:如怕邂逅陌生人（对人恐怖）、害怕社交（社交恐怖）等。

（五）疑病症

当事人担心或相信自己患有一种或多种严重躯体疾病的持久的先占观念,医生的解释和客观检查均不足以消除其看法,以对自身健康的过分关心和持难以消除的成见为特点。患者表现为频诉躯体不适,反复就医,尽管经反复医学检查阴性和医生的解释没有相应疾病的证据也不能打消其顾虑,常伴有焦虑或抑郁。

二、常见的精神障碍

【案例】　徐某,男,32岁,个体户,于2006年起因自觉精力不济,开始间断吸食冰毒,最大剂量达1000mg/日,后逐渐成瘾,停服则感乏力,烦躁不安、抑郁,服后症状能很快缓解。2007年2月突然出现胡言乱语,说没人的时候耳朵里总能听到一些熟人在说话,在议论他,无端猜疑其妻有外遇,称家中电话、灯、电脑等均被人安了摄像头等,曾住当地某精神卫生中心给予抗精神病治疗三月,出院后仍遗留顽固的幻听症状。2008年9月患者再次吸食冰毒,每日约700～1000mg,至2009年4月病情加重,到当地公安机关报案,称被跟踪监视,有人要加害他,侵吞他的财产,感到十分恐惧,乱喊乱叫,用头撞墙,咬伤旁人,被民警制止后送当地精神病医院治疗。

（一）精神分裂症

精神分裂症是以基本个性,思维、情感、行为的分裂,精神活动与环境的不协调为主要特征的一类最常见的精神疾病,主要表现为幻觉（如幻听）、妄想（如关系、被害妄想）、思维障碍（如思维散漫、思维奔逸）、情感障碍（如情感淡漠或躁狂）及行为障碍（如意志增强或减退）等。

精神分裂症的表现涉及多个方面,会有各种各样不同的表现,但每一位患者的表现仅是其中的个别或几个症状,并不是要具备所有的症状。一般无意识障碍和明显的智能障碍,可有注意、记忆、抽象思维和信息整合等方面认知功能损害。病程多迁延,反复发作,部分患者发生精神活动衰退和不同程度社会功能缺损。

（二）拘禁性精神障碍

拘禁性精神障碍,特指因受拘禁后的精神刺激或压力而产生的反应性精神障碍。拘禁性精神障碍的症状可分别表现为拘禁性情绪反应、拘禁性兴奋状态、拘禁性意识障碍、拘禁性木僵状态、拘禁性幻觉妄想状态、类幻想性妄想症、拘禁性抑郁症等。除了发病的特殊环境外,临床表现符合反应性障碍的一般特征,起病比较突然,预后一般良好。

（三）冰毒所致精神障碍

不论单次还是长期使用苯丙胺类兴奋剂可出现不同程度的精神混乱现象,初次使用后可体验到欣快感或焦虑不安,同时表现为自信心和自我意识增强、警觉性增高、精力旺盛、饥饿感及疲劳感减轻等,并可出现判断力受损。感知觉异常表现为在意识清晰的状态下出现丰富的错觉或幻觉(幻听或幻视)。错觉及幻觉使滥用者感到恐怖,幻听内容常常是侮辱性言语,说话的人可能是一个或多个熟悉或生疏的声音。思维方面最初表现为敏感、多疑,逐渐发展为援引观念,思维散漫,偏执观念,被害妄想或夸大妄想,并伴有相应的情感反应。在妄想支配下可采取冲动甚至自伤或伤人等暴力行为。增加使用药量可出现严重的焦虑情绪、情感表现愚蠢且协调,语速增快,言语含混不清或持续言语。行为上表现活动增多、话多、易激怒、坐立不安、刻板动作和自发动作,少数人可出现冲动、伤人或自伤。

第三节　强制隔离戒毒人员人格障碍概述

人格障碍是指人格特征显著偏离正常,使患者形成了特有的行为模式,对环境适应不良,常影响其社会功能,甚至与社会发生冲突,给自己或社会造成恶果。

人格障碍的共同特征是:①18岁前即有品性障碍,是一种稳定的状态;②其性格特点、行为模式明显偏离正常,影响人际关系、工作生活,甚至导致违法犯罪;③不能从以往的经验中吸取教训;④有一定童年、幼年时期不良家庭环境纪录;⑤给自己及他人带来痛苦;⑥难以治疗和矫正。

人格障碍的类型主要有:偏执型人格障碍、分裂型人格障碍、反社会型人格障碍、冲动型人格障碍、表演型人格障碍、强迫型人格障碍、焦虑型人格障碍、依赖型人格障碍,这里就强戒人员中较常见的人格障碍作简要介绍。

一、依赖型人格障碍

依赖型人格障碍的特征是顺从和依附行为,过分需要被人照顾,害怕离别,缺乏自我控制和自我尊重,缺乏对未来的筹划能力等。

具体表现为下列五项以上:①如果没有他人的大量的劝告和保证,便难以作出日常决定;②需要他人为其生活的大多数主要方面担当责任;③难以表示对他人意见的不同看法,害怕失去支持或赞成;④难以开始一项事业或自己完成一件事情(对自己的判断缺乏信心,而非缺乏动机精力);⑤愿意不遗余力地争取他人的照料和支持(甚至为此主动去做会令自己不愉快的事情）；⑥独处时感到不舒服，十分害怕不会照料自己；⑦在一个亲密关系终结后，迫切寻求另一个作为支持和照料的依靠；⑧不现实地沉湎于害怕被人遗弃以致不得不自己照料自己的恐惧。

二、反社会型人格障碍

反社会型人格障碍，又称违纪型人格障碍或悖德型人格障碍。反社会型人格障碍者情绪很不稳定，时常为一时冲动所支配，干违法乱纪的事。他们总是以自我为中心，为了达到个人目的，而不顾他人的痛苦，再由于他们缺乏判断是非和预见后果的能力，而不能从所犯错误中吸取教训。

诊断反社会型人格障碍需符合下述中的二项，即：①患者18岁之前有品行障碍的证据，至少有下述表现中的三项：经常逃学、被学校开除过、或因为行为不轨至少停过一次学；被拘留过，或被公安部门管教过；反复说谎；习惯性的吸烟、喝酒；反复偷窃；反复参与破坏公共财物活动或纵火；反复挑起或参与斗殴；反复违反家规或校规；过早有性活动；虐待动物或弱小同伴。②自18岁以后有不负责的或违反社会规范的行为，至少有下述项目中的三项：不能维持持久的工作或学习；或者期望工作而又可以得到工作时，但却长久（半年以上）待业；或多次无计划的变换工作；有不符合社会规范的行为，且这些行为已构成逮捕的理由（不管逮捕与否）；易激惹，并有攻击行为；经常不承担经济义务，如拖欠债务，不抚养小孩或不赡养父母；行动无计划或有冲动性；不尊重事实，如经常撒谎，使用化名，欺骗他人以获得个人的利益或快乐；对自己或对他人的安全漠不关心；缺乏作为一个负责的父母的能力；不能维持持久的夫妻关系达一年或更久；危害别人时无内疚感。

三、偏执型人格障碍

偏执型人格又叫妄想型人格，指以极其顽固地固执己见为典型特征的一类变态人格，主要表现为猜疑和偏执，对自己的过分关心，自我评价过高，常把挫折的原因归咎于他人或推诿客观。持这种人格的人在家不能和睦，在外不能与朋友、同事相处融洽，别人只好对他敬而远之。

诊断偏执型人格障碍，至少需符合下述项目中的三项：①普遍性的猜疑常将他人无意的或友好的行为误解为敌意或轻蔑，或无根据怀疑会被别人利用或伤害，过分警惕与防卫；②有一种将周围发生的事件解释为"阴谋"的不符合现实的先占观念；③容易产生病理的嫉妒；④过分自负，总认为自己正确而将挫折或失败的原因归咎于他人；⑤记恨，对拒绝、侮辱和伤害不能宽容，久久耿耿于怀；⑥脱离实际地好争辩与敌对，固执地追求个人的权利或利益；⑦忽视或不相信反面证据，因而很难用说理或事实改变患者的想法或观念。

第四节　强制隔离戒毒人员场所适应不良症概述

一、场所适应不良症的特征

（一）认识特征

从认识方面来看，场所适应不良的强戒人员缺乏对场所环境的理智认识。他们不是调整自己的心理与行为,不是通过改变自己去适应场所环境,而是以自我为中心,用自己内在的标准去衡量场所环境,期待场所环境符合自己的愿望和标准。但他们的主观愿望往往总是无法实现,以致不断遭受挫折。

（二）情绪特征

从情绪方面来看,由于场所适应不良的强戒人员缺乏应对挫折的能力,不能从生活中看到希望,得到乐趣,不能适当地调整自己,总是处于愤怒、抑郁、悲观、绝望中,情绪波动频繁,不良情绪往往成为了他们的主导情绪。

（三）人格特征

从人格方面来看,场所适应不良的强戒人员缺乏稳定的人格特征,心理与行为变化无常,难以预料。他们对周围环境中的刺激会产生异常的反应。一些在别人看来是微不足道的琐碎事情,就有可能引起这类强戒人员强烈的情绪反应。

（四）人际关系特征

从人际关系方面来看,场所适应不良的强戒人员普遍缺乏社会交往能力,难以和其他人建立起良好的人际关系。同时,这些强戒人员也不能恰当地表达自我,违规违纪不断,很容易发生人际冲突。

（五）行为特征

从行为方面来看,场所适应不良的强戒人员,往往会有冲动性、情境性和反常性的行为。这类强戒人员由于不断遭受挫折,对情绪的理智控制能力较差,因而在遭受挫折时往往产生情绪性、冲动性的行为,对行为的意义和后果缺乏考虑,导致恶果。

二、场所适应不良症的主要表现

【案例】

一名典型的"场所适应不良"患者

戒毒人员钟某,18岁,安徽籍,14岁父母离异,家境较困难。初中未毕业就与老乡一起到温州打工,结识了一帮"游手好闲"的朋友,看到他们平时花钱很潇洒,觉得自己打工这么辛苦,来钱太慢,就加入了该团伙,并成为了一名小偷,还学会了吸毒。2005年被当地公安局抓获入某戒毒所进行强戒一年。钟某怕父亲责怪,一直对家人隐瞒,入所后不能调整好心态,转变好角色,总是活在懊悔和自责中,对戒毒场所内封闭式的环境、格式化的生活及人际关系很不适应。总感到心情很压抑,感觉度日如年,每天睡不好吃不下,情绪越来越消极。深夜里常一个人偷偷地流泪,但又不愿与周围的人交流,总封闭自己,以逃避现实。对待民警的管教及日常习艺劳动很是敷衍,民警找其谈话,钟某总是闷声不吭。后来因为一起小事与强戒人员大打出手,致对方多处受伤住院,受到了队部的严厉处分。在严管队,钟某又发生撞墙自伤行为。后经心理咨询人员的帮助,钟某认识到了自己存在较严重的心理问题,是一名典型的"场所适应不良"患者。

（一）消极情绪型

出现不同种类和不同程度的消极情绪是强戒人员场所适应不良的最常见表现。消极情绪指向外部，可能会侵害到他人和环境，例如：愤怒、敌意、暴躁、仇恨、报复等；消极情绪指向自身的，可能会损害自己的身心健康，例如：自卑、孤独、空虚、抑郁、绝望、焦虑、失眠等。

（二）不良行为型

不良行为是程度比较严重的场所适应不良现象。由于场所的特殊环境和强戒人员的特殊法律地位，他们在强戒期间，多数设法控制自己的消极情绪，不轻易使这些消极情绪外显并合理宣泄。但是，当个别强戒人员无法控制自己的情绪时，或者处在其它特殊情境时，他们就会将压抑的情绪外化为不良行为。强戒人员的不良行为表现形式很多，如打架、毁物、攻击、自伤自残、逃跑、诈病等。

（三）心理异常型

心理异常型是最为严重的类型，其异常症状往往具有非情境性、非因果性等特点。长期的适应不良使他们的精神状态发生了病态改变，他们缺乏理智，甚至丧失理智，自己都难以控制，如抑郁症、神经症和精神病等。

第五节　强制隔离戒毒人员心瘾概述

上瘾，是指一种心理性依赖，它是人的思维方式、思维习惯的异常改变，引发的一系列习惯改变，随着反复的过程，更加固守。有人说"买东西会上瘾，吃东西也会上瘾"，是的，这些现象可以称之为上瘾，但这些基本上都是自己可以控制的，不会对家庭、对社会造成非常大的影响。唯独吸食毒品上瘾，后果是不堪设想的，因为毒品会让人产生精神依赖，对大脑造成严重损伤，表现为对毒品的强烈渴求，以至于为了吸食毒品不顾一切后果。

【小故事】

一位男士看到一对恋人在海边戏水，于是就在沙滩上写下这样一句话："老婆，我爱你"，之后把这行字用沙子盖住。您说，当他把这一行字用沙子盖住后，他心里还爱着他老婆吗？答案是肯定的。由此可以看出，尽管把这行字盖住了，这位男士的心里面还是爱老婆的。换个角度想，这就好比吸毒，尽管在戒毒所接受排毒治疗，躯体依赖消除了，但是心里面还会想着毒品，特别是在特定的环境下，那种感觉会更加迫切。这就是毒品导致的心瘾。

"心瘾"俗称精神依赖性，指在长期、反复使用毒品后，在精神上和心理上产生对毒品的依赖状态。强戒人员主要表现在精神上、心理上对所用毒品的依赖。由于使用致依赖性药物，使人产生一种欣快的感觉，并且在精神上驱使用药者表现为一种连续用药的渴求和强制性用药行为，以获得心理上的满足和避免精神上的不适。心瘾是强戒人员产生顽固性复吸的一个最重要的原因。

第四章　强制隔离戒毒人员心理评估与矫治

第一节　强制隔离戒毒人员心理评估

一、戒毒矫治流程的心理评估

在强戒人员的心理矫治过程中,架构科学、规范的心理干预效能评估体系是非常必要的。心理评估是从事心理矫治工作者(主要是民警)应用各种方法与手段获得信息,对强戒人员心理变化过程作全面、系统和深入的客观描述,并作出准确和客观的评价。这里我们以时间为顺序,一般将戒毒心理干预效能评估分为入所筛选评估、所内改善评估、回归预备评估为主要内容的三期评估。

（一）入所筛选评估

在强戒人员入所1月内进行。(1)参照《阿片戒断的诊断标准(DSM-IV)》、《药物依赖诊断量表(SCID-DD)》和《稽延性戒断症状评价表》制定《脱毒治疗评估标准》,评定生理脱毒情况;(2)初步掌握个体心理症状和戒毒动机、信心及心理状况,通过人格测试、毒品认知程度测试、拒毒能力测试结果制定《心理状况评定标准》作出评定;(3)实施《心理个体方案》,开展个体心理咨询,从心理测试、民警访谈、来访者自我反馈三方面开展综合评估。根据三项评估内容由心理矫治民警进行筛选划分成等次,不同等次,建立相关心理档案,以利于下步开展相应的心理矫治措施。

（二）所内改善评估

强戒人员入所满1年进行初次评估,之后每三个月开展一次评估,直至解除。(1)以《生理康复评估标准》分基础指标、生理指标、体能指标进行体能改善最终评定;(2)以戒毒者自述、他人评价,心理矫治民警鉴定评定人格改善状况;(3)以个体对毒品渴求的认知、掌握的应对技术、心理矫治民警鉴定评定应对渴求专项训练结果;(4)以个体对拒绝、高危情境的认知、掌握的应对技术、心理矫治民警鉴定评定拒绝和应对高危情境专项训练结果,评估《心理康复方案》的执行情况;(5)以《戒毒计划》的实现程度评估执行情况;(6)以劳动的认知、态度、技能、成果评定劳动矫治成果;(7)以法规制度考核、日常行为表现记录和行为规范考核评定行为矫正成果。

（三）回归预备评估

回归预备评估在强戒人员预备解除期进行,主要依据以下指标改善情况进行评估:(1)认知改善:认知包括毒品危害和吸毒戒毒认识(归因及信心)、道德认知(是非善恶观、荣辱观等)、法律认知(法律知识、守法意识、权利义务观等)、劳动择业观、认知方式;(2)情绪情感改善:包括情绪稳定性、SCL-90 测试结果、道德情感(对社会、家庭及自我的责任感);(3)意志行为改善:意志行为包括自控力(模拟设置高危情境检测其自控力)、意志力和应对方式问卷测试、检举揭发吸贩毒违法线索、遵规守纪和生活卫生情况、文明礼貌行为规范、治疗参与度(平时治疗记录及心得体会)等;拒毒能力测试,参考体温、脉搏、血压、呼吸等数值对比,有无明显改善;(4)人格改善:因吸毒导致的人格变化有没有得到改善,以 EPQ、16PF、MMPI 测试结果进行前后比较,作出评判;(5)社会功能改善:一是学习技能、劳动技能、环境适应、耐挫能力、人际交往、生活方式及自理能力,二是社会支持系统的建立与健全(包括社会支持评定量表测试、婚姻家庭状况、社区帮教能力、安置就业条件等)。

心理干预效能评估反映出强戒人员在戒毒所心理行为训练情况及心理康复水平,戒毒所要充分认识到做好诊断评估工作的重要意义,有效地使用心理诊断评估,促进强戒人员提高对戒毒治疗的认同和参与;同时民警还可以根据强戒人员心理评估结果完善治疗工作计划,调整教育矫治策略。

二、个案心理咨询与辅导评估

(一)资料收集

收集与来访者有关的各种资料,通过会谈、观察、倾听、心理测验等方式,了解强戒人员的基本情况及存在的心理问题。对来访者基本情况的掌握,有助于对其主要心理问题的把握,认识来访者的心理问题是确定心理咨询目标的基础。对强戒人员开展基本情况收集要相对复杂,因为强戒人员一般心存顾虑,往往不愿直截了当地把面临的心理问题如实暴露出来,或是他们自己也弄不清问题的实质,只是感觉到困扰,希望改变现状。需要了解的心理问题涉及多方面,咨询师要通过收集有关资料弄清心理问题的性质、持续时间及产生原因。

临床资料一般包括以下内容:(1)一般资料:姓名、年龄、学历、生活状况、婚姻家庭、工作记录、社会交往、娱乐活动、自我描述、内心世界。上述提纲内容之外,求助者谈及的或调查了解到的其他资料另外列出,以供诊断时参考。(2)个人成长史:按社会心理学分期,给出婴幼儿期、童年期、少年期、青年期生活情况,婚恋史、疾病史,既往重大事件及现在评价。明确家庭教养方式,性萌动体验及处理方式,退缩、回避、攻击行为。根据求助者的具体情况,一直收集到求助时。(3)目前状态:精神状态按认知、情感、意志、行为、人格特征等方面依次填写。身体状态:睡眠、饮食、躯体疾病、异常感觉等。社会工作状态:工作学习效率,如工作效率下降,因病无法工作、学习缺勤。社会交往状况:社交能力受损,接触不良,同事、同学关系不和。(4)心理测量:心理测量目的及测量结果。

(二)诊断评估

(1)临床资料的核实;

(2)评估求助者的心理、生理及社会功能状态;

(3)导致心理问题的原因的分析。

综合以上三项内容,确定求助者心理问题的性质及产生的原因。

(三)效果评估

(1)咨询效果评估的时间:①在开始一次或几次咨询后进行评估;②在咨询结束前评估;③在咨询后追踪复查时的评估。

(2)咨询效果评估的方法(维度):①求助者对咨询效果的自我评估;②求助者社会功能恢复的情况;③求助者周围人士特别是家人、朋友和同事对求助者症状改善状况的评定;④求助者咨询前后心理测量结果的比较;⑤咨询师的评定;⑥求助者某些症状的改善程度。

三、强制隔离戒毒人员心理档案的建立

心理档案的建立主要反映在内容方面。心理档案内容一般由背景资料、现实表现、心理测试、观察记录、咨询记录等内容组成。

(一)背景资料

背景资料包括本人和家庭背景概况。本人概况,主要包括 11 项内容:姓名、性别、出生日期、民族、宗教、家庭地址、爱好特长、一般健康状况、生理缺陷、重要病史、编号等内容。家庭背景主要收集 10 项内容:家庭结构、家中排行、教养关系、教养人文化水平;教养人职业;教养人对学员的期望;教养人对学员接纳程度;教养人对学员允许程度;教养人与学员沟通情况、父母关系。这 10 项内容,是经过大量研究证实,对学员心理发展有显著影响的变量。为了与家属沟通方便,可以把学员家庭住址和教养人联系电话也记录在家庭背景栏中。如果收集到其他一些内容,如教养人宗教信仰等,可记载在备注栏中。

(二)现实表现

在戒毒场所现实表现主要收集 4 项内容,如品德评定、出勤情况、行为问题和奖惩情况。

(三)心理测试

心理测试主要搜集三方面的资料:智力发展状况、个性特征、心理测试。在智力发展状况方面,着重考察言语智商、操作智商和总智商。个性特征资料方面,主要指非智力方面的人格因素。在心理测试方面,除收集心理量表的测验鉴别结果外,还收集管教民警、家属和本人要求辅导内容的问卷调查结果,并在综合两方面资料的基础上对学员的心理健康状况进行分类。

(四)咨询记录

由咨询员对每次咨询作记载,内容包括来访者姓名、日期、地点、咨询员、主要问题、咨询过程及小结、进一步咨询建议和转介情况记载等项目。

第二节　强制隔离戒毒人员心理健康教育

在强制隔离戒毒人员中开展心理健康教育,旨在引发强制隔离戒毒人员的思考感悟,让他们既能保持心理健康,提高教育矫治质量,又能促进他们的心理成长,矫正他们不良心理和人格,实现标本兼治。

一、心理健康教育内容

(一)强制隔离戒毒人员心理健康教育目标

通过心理健康教育,帮助强制隔离戒毒人员了解心理健康对防止复吸的重要意义,树立心理健康意识,增强心理调适能力和回归后适应社会的能力;指导他们处理好情绪调控、自

我管理、环境适应、人际交往、家庭婚姻、求职择业等方面的问题,从而排除心理障碍,增强抵制毒品诱惑的心理承受力。

(二)强制隔离戒毒人员心理健康教育内容

1.什么是心理健康

心理健康,又称心理卫生,是在身体上、智能上、情感上与他人的心理健康不相矛盾的范围内,将个人心境发展成最佳状态。它包括两层含义:一是心理健康状态,个体在这种状态下,不仅自我感觉良好,而且与社会和谐相处;二是自我调控能力,出现不良心理时能及时有效地自我调节,从而使心理恢复到健康状态。

2.如何正确认知

认知涉及我们日常生活的诸多方面,正确的自我认识、良好的归因方式、乐观的生活态度是积极认知的重要因素,是人们获取良好的社会成长、健康与幸福的制胜法宝。

(1)纠正戒毒学员认知偏差

①绝对化的要求。它是指人们从自己的意愿出发,对某一事物持有必定怎样的不合理想法,常常带有"必须"和"应该"的特点。

②过分概括化。它指个体根据一件或很少几件事情就武断地得出关于个人能力或价值的普遍性结论,并将其应用到其他情境之中。

③糟糕至极。这种不合理信念认为一件不如意的事情发生了,必定会非常可怕、非常糟糕、非常不幸,将事情想象为"灭顶之灾"、"大难临头",从而消极地预测未来而不考虑其他可能的结果。例如"我染上毒瘾了,那我这一辈子都完了,自己的人生也就失去了意义"等。

④两极性思维。这种认知方式往往把事情看成是非黑即白、非此即彼;要么全对、要么全错,常常以全或无的方式思考问题,其间没有任何的过渡和余地,没有弹性和弯曲。例如有的戒毒人员认为"所有人都总是跟我作对"。

⑤选择性提取。仅仅考虑个别细节或部分而不顾及其他信息,便草率地对某种事物做出片面的结论和判断。比如,自卑的人往往只选择性地关注自己的劣势和缺点,忽视自己的优势和特长,从而认为自己很差,导致过度自责。

⑥乱贴标签。即在错误判断和归纳的基础上给自己做出一个"专业化"的结论,例如,一位几次与朋友交往不愉快的人认为:"我是一个不合群的人,我是不讨人喜欢的,我有人际交往障碍。"

(2)培养戒毒学员积极的认知方式

①正确认识挫折。一方面承认挫折存在的普遍性,挫折也是生活中的组成部分,每一个人都会遇到。另一方面要认识挫折的两重性,挫折既有消极的一面,也有积极的一面。教导强戒人员在挫折面前认识到挫折的普遍性与两重性,正确认识并积极应对挫折。

②善于总结经验教训。教育强戒人员总结经验教训时要注意以下四点:一是目标是否恰当,要检查主观的智力、能力、体力是否适应目标的达成。二是方法是否稳妥,若目标确属可能达到的,就要检查达成目标的途径、方法是否稳妥。如发现"此路不通",就要改弦易辙,不要停留在十字路口观望、徘徊、坐失良机。三是阻力来自何方,分析造成挫折的原因,是自然因素还是人为因素,要想方设法排除阻力,化阻力为助力。四是争取社会支援,遭受挫折后,采取新的试图行为时,要注意争取社会支援,也就是运用助力、抵消阻力,以化险为夷,转败为胜。

③变换角度看问题。顺境和逆境在一定条件下是会相互转化的,教导强戒人员面临问题时能够适当地变换思维的角度和方式,多从其他方面重新评价和审视所遭遇的问题,有助于摆脱问题的困境。

3.戒毒学员如何管理情绪

教会强戒学员掌握调节情绪的方法,做情绪的主人。

(1)认知改变法。改变认知,就是通过分析情绪背后的想法,消除不合理信念,建立合理信念,从而达到消除不良情绪的目的,情绪很大程度上受制于我们的信念、思考问题的方式。

(2)合理宣泄法。就是将不良情绪在合适的场合通过合适的方式进行发泄,以达到排解不良情绪的目的。情绪应该宣泄,但宣泄必须合理,有的人不分时间、地点、场合,对着引起自己不快的对象大发雷霆,甚至采取违反道德和法律的攻击行动,这种发泄,常常引起不良后果。有些人将不良情绪胡发乱泄,迁怒于人,找替罪羊。有些人不管什么事,只要不合自己的意,便发牢骚、讲怪话,以此发泄不满情绪。这些泄愤方法不但于事无补,而且会影响团结,妨碍工作,因而是不可取的。

(3)注意转移法。注意转移法就是把注意力从引起不良情绪的刺激情境中转移到其他事物上去或从事其他活动的自我调节方法。在发生情绪反应时,头脑中有一个较强的兴奋灶,此时如果另外建立一个或几个新的兴奋灶,便可抵消或冲淡原来的优势中心。当火气上涌时,有意识地转移话题或做点别的事情来分散注意力,便可使情绪得到缓解。在余怒未消时,可以用看电影、听音乐、下棋、打球、散步等正当而有意义的活动,使紧张情绪松弛下来。

(4)自我暗示法。心理暗示,就是个人通过语言、形象、想象等方式,对自身施加影响的心理过程。我们可以利用语言的指导和暗示作用来调适和放松心理的紧张状态,使不良情绪得到缓解。比如当你要发怒时,可以告诉自己"发怒是一种无能的表现",当你处于逆境时告诉自己"面包会有的,牛奶会有的,一切都会好的"。

(5)情绪升华法。升华就是将不为社会所认可的动机或欲望导往比较崇高的方向,使其具有创造性、建设性。这是对情绪的一种较高水平的宣泄,是将情绪激起的能量引导到对人、对己、对社会都有利的方面去。遇到不公平的事情,一味地生气、憋气或颓唐绝望,都是无济于事的,做出违反法律的报复行动更是愚蠢,是在用别人的错误惩罚自己。正确的态度应该是有志气、争口气,将挫折变成动力,做生活中的强者。

(6)自我安慰法。当一个人追求某项事物而得不到时,为了减少内心的失望,常为失败找一个冠冕堂皇的理由,用以安慰自己,就像吃不到葡萄说葡萄酸的狐狸一样,所以称作"酸葡萄心理"。与此相反的是"甜柠檬心理",即用各种理由强调自己所有的东西都是好的,以此冲淡内心的不安与痛苦。这种自欺欺人的方法,偶尔用一下作为缓解情绪的权宜之计,对于帮助人们在极大的挫折面前接受现实,接受自己,避免精神崩溃,不无益处。

(7)自我放松法。通过训练,人们还可以用自我放松法控制情绪。即按一套特定的程序,以机体的一些随意反应去改善机体的另一些非随意反应,用心理过程来影响生理过程,从而取得松弛入静的效果,使紧张和焦虑的情绪解除。我国的气功、印度的瑜伽、日本的禅宗等均属此类。

(8)深呼吸法:这是通过慢而深的呼吸方式,来消除紧张、降低兴奋性水平,使人的波动情绪逐渐稳定下来的方法。如下图所示。

站直或坐直，微闭双眼，排除杂念，尽力用鼻子吸气

↓

轻轻屏住呼吸，慢数一、二、三

↓

缓慢地用口呼气，同时数一、二、三，把气吐尽为止

↓

再重复三次以上

4.如何构建和谐人际关系

戒毒学员共同生活在强制隔离戒毒所内，每天都要与警官和同戒进行交往，在交往过程中，人际关系的好坏直接影响着强戒人员的身心健康、活动效率以及群体的凝聚力，在心理健康教育中，要让强制隔离戒毒人员学会建立和谐的人际关系。

(1)学会保持公平。双方从交往中所得到的应该和双方各自投入成正比，如果两个人的所得相同，那么他们的贡献也应该是相同的，否则其中的一方会觉得不公平；如果两个人都觉得自己的所得和付出成正比，那么他们都会觉得公平。处于公平关系中的人们往往满意度较高。那些认为其关系不平等的人往往会觉得不舒服，占了便宜的一方会觉得内疚，而被占便宜的一方会觉得愤怒。

(2)勇于自我表露。指个体把有关自己个人的信息告诉给他人，与他人共享自己内心的感受和信息。如果一个人在与他人交往时缺乏这种自我展露，他便难以与他人建立起有意义的联系，他也会感受到更多的寂寞。

(3)富有亲和力。亲和力是指一个人在与别人交往时表现出的容易亲近别人，易被别人接受的一种能力和性格特征。亲和力是一种人格魅力，富有亲和力的人往往能吸引他人，良好个性的一部分，会给他的生活带来很大的帮助，给其事业带来成功的机遇。亲和力是一种与人交往的能力，一个具有很强的亲和力的戒毒人员，表现在与其他戒毒人员交往时总是热情、大方、随和、平易近人，容易得到其他戒毒人员的接受和认同，自己和对方都能处于坦然的状态。亲和力是一种对人、对己的理解力和洞察力。能够知道自己是一个怎样的人，知道自己的优点和缺点，既不妄自尊大，也不妄自菲薄；对别人能够体贴入微，与人为善，尊重、理解和接受别人，从而使人际交往愉快和满意。

(4)懂得换位思考。换位思考是一种用想象来判断他人如何感觉的能力，是设身处地为他人着想，即想人所想，理解至上的一种处理人际关系的思考方式。如果不懂得换位思考，那么，与他人建立和谐的人际关系将是非常困难的。在戒治场所中，如果某戒毒人员只为自己着想，期望其他戒毒人员能够为自己做点什么，而不考虑自己应该为对方做点什么，那么，他与其他戒毒人员的人际关系就不会顺利发展。

健康的人际关系应该是建立在利益共享、互帮互助的基础上的，而不是一方付出、一方获得的基础上。管理民警应培养强制隔离戒毒人员了解他人、体恤他人等能力，激发戒毒学员对他人的关爱、同情和理解，而这些情感是形成每一种重要的人际关系的核心。

(5)善于赞美他人。赞美就像是温暖人心的阳光，是建立和谐人际关系的基石，教导强

戒人员体会理解赞美要及时、真诚、含蓄，懂得欣赏他们。有时赞美他人只需你的微笑、点头、竖起大拇指等，它真的很简单，你很容易做到！

二、心理健康教育的方法与途径

(一)如何开展课堂化教学

心理健康课堂化教学是对强戒人员开展系统心理健康知识教育的有效方法之一，按照教学大纲，选用教材，制定详细的教学计划，运用课堂教育方法，传授系统的心理健康知识，并对教学效果进行考核检验。课堂教育的主要方法：

(1)讲解法。讲解法是教师通过语言，系统地，而且有重点地传授知识的一种教学方法，通过叙述、描述事实、说明问题，解析概念和规律，论证原理。讲解过程中，老师要善于吸引他们的注意力，使用语言通俗易懂，表达明白准确，要善于启发强戒人员独立思考讲解内容，逐步树立自己的见解，做出判断。

(2)提问法。提问法是对知识点以提问的方式来缩小需要探索和创新的范围。提问法的突出特点是它能引起强戒人员的注意力，通过独立思考来获取知识，它对于发展强戒人员的思维能力和语言表达能力均有重要的作用。运用提问法要注意做到所提问题以强戒人员已有的知识和经验为出发点，给出的题目既要在强戒人员力所能及的范围内，又要一步步地引出新知识，同时，教师要选择恰当的发问点，选择合适的提问时机。

(3)演示法。教师陈示实物、教具对强戒人员进行示范性实验，或通过现代化教学手段，使学生获得感性认识，验证间接知识的方法。主要特点在于它能使强戒人员通过图解或实物来理解所学习的事物和现象，把书本知识和实际事物联系起来，形成正确、深刻的观念，它对提高强戒人员的学习兴趣发展观察能力和抽象思维能力，减少学习中的困难有重要作用。

(4)讲述法。教师用口头语言直接向强戒人员描绘事例、论证事理的一种传授知识的基本方法，主要由教师讲述、说明，强戒人员静听。它以教师的叙述和说明方式达到教学目的。讲述法是最通用、最简便，而且在时间上也是最经济的教学法。讲述应做到基本事实突出，清晰而明确地揭示问题的要点，帮助强戒人员对事实材料形成明确的概念。

(二)心理健康专刊的作用

心理健康专刊关注强制隔离戒毒人员的心情、心事、心结，普及心理健康常识，舒缓强戒人员的心理困扰，建立心理健康宣传阵地，营造良好心理矫治氛围，强制隔离戒毒所可根据所内实际情况，创办月刊、季刊或半年刊等，自设栏目。

(三)如何开展视频教育

大部分强制隔离戒毒人员有积极戒除毒瘾的愿望，渴望在戒毒过程中获得积极的心理支持，得到科学的戒毒指导，戒毒所可以通过举办一系列的专题视频教育，如《心理访谈》等栏目，适时解决强制隔离戒毒人员的实际问题，促进其树立正确的认识，以积极的态度参与心理矫治。

(四)如何创立心理健康维护(如开设心理健康信箱、开通心理热线等)

开通心理热线，接听采用预约方式，由强制隔离戒毒人员向中队提出申请，由中队心理辅导员帮助预约，心理矫治中心安排专职人员接听。

开设心理健康信箱，心理咨询员回复信件要注重时效性，原则上在3天之内完成。回复信件要本着热情、诚恳、平等、保密的工作态度，认真负责，真诚帮助强戒人员解答各类心理问题,并要妥善保管好强戒人员的来信,并选择有典型意义、心理问题加以答复并刊登在心理期刊心理专栏里,对普及心理卫生知识有积极作用。

【案例】

　　警察你好!

　　我来到戒毒所已经3个月了,我的生活是灰暗的,过一天像是过了一年那么漫长,我觉得非常孤单,因为我没有什么朋友,也没人懂我,是我的性格不好吗? 还有1年多的时间,我该怎么熬得过去?

小枫
××年×月×日

　　小枫:你好!

　　你能把你的感受告诉我,我感觉非常欣慰,因为对于你而言,能跨出这一步,是要做一番挣扎的,最终你战胜了自己,向我袒露了你的心声,这非常好。

　　性格没有好与坏,内向、外向都可以是好性格。只要了解自己的性格,扬长避短,发挥优势,什么样的性格都会受到别人的欢迎,都有机会成为好性格。对我们每个人来说,决定自己性格好坏的,只有是否了解自己、接纳自己这一件事。多了解一些自己,就能知道如何展示自己性格美丽的部分,并适当的隐藏和修饰性格里尖锐的部分;而接纳自己,就是少和别人对比,尽量不把事情的成败和性格挂钩——"性格决定成败"只是口号,不是生活,生活的真相是"接纳自己决定成败",只要你可以欣赏自己,你就会懂如何去给自己机会成功,同样,你也会懂如何让你的性格每天变美一厘米。

　　每两个人之间的友情都是不一样的,友情并不是电视剧里或者某本书里定义好的模式,有长久而平淡的,也有短暂却深刻的……有时候是对友情的那些定义困住了我们,阻碍我们去感受一个真正的朋友,比如他要懂我、原谅我的缺点、对我忠诚……想要朋友,不能想这么多,只要微笑地伸出一只手,就可以了。消除对朋友的界定,给别人接触自己的机会,才能打开心门。还有一件事,我们需要意识到,我们一生中会有很多朋友,不同类型,不同性格,每个朋友能提供给我们的东西不尽相同,我们不能要求出现一个完美朋友。我们需要在众多朋友身上,综合实现我们的"人际需要"和"社会支持"。有句话说"没人能同你一起成长",走的路上,会遇到很多人,每个人都会陪你走一段路,有的很长,有的很短,有的在很晚才来陪你……每个人都懂你一些,却也不完全懂你,这是必然的,正常的。当你试着对更多人倾诉时,也会有更多机会被更多人懂得。

　　相信你能处理好你的问题,也希望接下来的日子不是"熬"着过去的。

××干警
××年×月×日

　　(五)如何发挥同辈群体的作用

　　一是组织戒毒人员公开戒毒,或现身说法等形式开展自我戒毒决心表露和信念教育,利用社会舆论压力促其持之以恒,保持操守;二是邀请解除强制隔离戒毒后保持操守人员或社会其他成功戒毒人士进行经验交流,分享戒毒感受,发挥榜样的示范作用,促进戒毒人员增强自我效能感;三是联系社会戒毒志愿者协会,为强戒人员解除强制隔离戒毒后的操守保持提供帮助和支持;四是在所内成立同伴互助小组,定期组织专业的康复团体活动,取长补短,共同进步。

第三节　强制隔离戒毒人员心理咨询与矫治

一、心理咨询与矫治的内容与目标

(一)心理咨询与矫治的心理学基础

1.心理学基础方面的主要问题。(1)认知问题,吸毒人员普遍存在认知偏差,认为自己没有希望,空虚无聊、多疑,有被抛弃感,无助感,存在及时行乐的思想,价值观和人生观严重扭曲,与主流文化相悖;(2)情绪、情感问题,自卑、焦虑、抑郁、紧张、易生气、冲动,缺乏自尊情绪不稳,欲望要求立即满足,不能迟延满足。基本情感受到抑制,对亲情、友情冷漠、麻木;(3)意志问题,戒断与复吸交替出现,意志力薄弱,不能拒绝诱惑、缺乏各种心理技能;(4)行为问题,为了获得毒品不择手段,惯于欺骗、夸张、缺乏公共道德、缺乏生活技能、懒惰、追求刺激和享受、自我封闭、孤独、不能表达自我、自我毁损、反社会行为;(5)人格特征,依赖性、攻击性、反社会性、偏执、抑郁、癔症。吸毒人员心理行为特点,导致其社会角色丧失,归属感丧失,安全感丧失,生活在深度的痛苦之中。和躯体依赖相比,戒除"心瘾"难度更大,心瘾是戒毒工作的核心。

2.吸毒人员早年成长特点对后期吸毒的严重影响。每一个吸毒者早期的人格、心理、行为、生理特质与吸毒人格的形成有着相似,连续性的特点,有一个基本稳定的心智形成相对固定的发展范式。通过对吸毒者早期经历的详尽分析发现该人所偏向的东西,在对其科学认识的基础上,可以找到其人生性格发展的关键线索。小时候的逃学,与父母吵架及行为散漫、放任,与后来的逆社会人格倾向形成以及走上吸毒道路(一种潜意识的自我否定)不无关系。

3.吸毒人员心理行为特征以指向众多心理问题。心瘾是吸毒人员在心理功能缺失和人格不完善情况下出现的不可自控的觅药心理。如果要使吸毒人员觅药心理得到抑制,对毒品的心理渴求得以缓解,通过心理咨询和矫治逐步恢复其心理功能和促进其人格完善是非常重要的。

(二)心理咨询的一般对象

1.心理咨询的对象

心理咨询的主要对象可分为三类:

(1)精神正常,但遇到了与心理有关的现实问题并请求帮助的人群。他们面对上述自我发展问题时,需要做出理想的选择。这时候,心理咨询师可以从心理学的角度,向他们提供心理学帮助,这类咨询,叫做发展性咨询。

【案例】　小强,男,23岁,强戒学员。自述最近心情很差,因为打水的问题,和组长的关系闹僵了,还动了手。此后,他觉得组长任何事情都针对他,让他觉得在这个中队待不下去了,觉得十分苦恼。

【分析】　该案例中的求助者就是属于心理咨询的第一类对象,他所求助的是关于人际交往方面的问题。

(2)精神正常,但心理健康出现问题并请求帮助的人群。长期处于困惑、内心冲突之中,或者遭到比较严重的心理创伤而失去心理平衡,心理健康遭到不同程度的破坏、尽管他们的精神仍然是正常的,但心理健康水平却下降许多,出现了严重程度不同的心理问题,甚至达到"可疑神经症"的状态。例如强戒学员经常面临入所适应困难,或者因为离婚等家庭变故导致心理失衡。这时,心理咨询师所提供的帮助,叫心理健康咨询。

【案例】　小兵,男,强戒学员。自述焦虑、烦躁、失眠,办事犹犹豫豫,拖拖拉拉,易冲动发火,这种情形已有半个月时间了。以前比较轻微,现在越来越严重,习艺劳动经常完不成任务,与同所强戒学员的关系也变得比较紧张。也想过要改变自己,但做不到,希望咨询师能给予帮助。

【分析】　该求助者已经出现了失眠、焦虑症状,且持续时间较长,求助者主要是心理健康方面的问题,他应该属于心理咨询的第二类对象。

(3)特殊对象(主要指临床治愈的精神病患者)

心理咨询的对象包括精神不正常的人(精神病人)吗?不包括。可是为什么精神病里也有心理咨询和心理治疗科呢?因为精神病人,即心理不正常的人,经过临床治愈后,心理活动已经基本恢复了正常,他们已经基本转为心理正常的人。这时,我们不能再认定他们是精神病人,所以,这时候,心理咨询和治疗具备介入和干预的条件。当然,也只有在这时,心理咨询和治疗的介入才有真实价值。心理咨询可以帮助他们社会功能康复、防止疾病的复发。但是,对于临床治愈后的精神病人进行心理咨询和治疗时,必须严格限制在一定条件之内,有时必须与精神科医生协同工作。在强制隔离戒毒所里,很多吸食新型毒品的强戒人员伴有精神病症状,需要集中入院治疗,治愈后,可根据实际情况开展心理咨询。

(三)心理咨询的主要原则

心理咨询的原则是指导心理咨询工作的基本原理,是心理咨询人员在工作中必须遵守的基本要求。

1.信赖性原则

信赖性原则是指在心理咨询过程中,咨询人员应从尊重、信任的立场出发,努力和咨询对象建立起朋友式的信赖关系,以确保咨询工作的顺利进行。

强戒人员来咨询前,往往有一种矛盾的心理,他们既对咨询人员充满期望,又担心不能碰到一位热情有耐心、学识渊博的咨询人员。因此,一般比较拘谨,带有观望的态度。咨询人员应热情接待,创造一种和谐的交友气氛,相互建立一种信任感,使前来咨询的强戒人员放松心情,由观望变为信任,产生愿意接受咨询的心理,吐露真实情况和想法,为顺利进行心理咨询奠定牢固的基础。

2.整体性原则

整体性原则是指在咨询过程中,咨询人员要有整体观念,对前来咨询的强戒人员的心理做到全面考察,系统分析,使咨询工作准确有效,防止、克服咨询工作中的片面性。

心理咨询中强调整体性原则,是因为不仅人的心理是一个有机的整体,知、情、意、行是密切联系在一起;心理过程、心理状态与个性心理特征,心理因素与生理因素等方面也相互作用、相互影响;而且个体身心因素与外部环境特别是社会环境之间也存在彼此制约,互为因果的错综复杂的联系。因此,心理咨询工作绝不能"只见树木,不见森林",而应综合考虑个体心理的完整性和统一性,个体身心因素与外部环境的制约性、协调性,全面考察和分析咨询对象心理问题的形成原因,以便作出科学的诊断与恰当的处理。

3.指导性原则

指导性原则是指咨询人员要针对咨询对象的具体情况,从理论到实践的各个层次上提出积极的建议,帮助咨询对象获得合理的认知结构、良好的行为方式。

首先,前来咨询的强戒人员的心理障碍多半是由家庭、社会、工作以及吸毒经历中的矛盾引起的,并因此可能带来消极厌世甚至敌对的情绪。咨询人员应实事求是地对问题进行分析,逐步逐项地加以开导,帮助他们改变看问题的角度,建立新的思维模式。其次,指导性原则还体现在咨询人员应帮助强戒人员归纳、总结自己在克服心理障碍中的一些行之有效的做法,多从理论上加以指导,理顺头绪,增强咨询对象的自信心,提高其克服心理障碍的自觉性和积极性。

4.差异性原则

差异性原则是指咨询人员在咨询中既要遵循心理咨询中的一般特点和规律,又要注意到咨询对象的个别差异。

首先,要根据前来咨询的强戒人员的性别、年龄、职业、文化程度的不同来确定咨询的方法。比如,不同文化程度的强戒人员,对咨询工作的理解和接纳程度有很大的不同。文化程度较高的咨询对象会有较强的分析能力、评判能力,因此在咨询中可以和他们深入讨论有关问题,从理论上提出建议,帮助他们纠正认识的偏差;但对一些文化程度较低的咨询对象,则不宜进行过多的理论探讨,而应深入浅出地解释其心理症结所在。其次,要根据强戒人员的具体情况,选择相应诊治措施。例如,对某些心理障碍、心理疾病相类似的咨询对象,由于其个性、病因不同,对这个人有效的方法、措施,对另一个人未必适合。即使对同一个人,当其再度出现同样的心理问题时,曾经有效的方法、措施也不一定同样有效。

总之,差异性原则就要真正做到具体问题具体分析、具体解决。

5.保密性原则

保密性原则是指心理咨询人员有责任对前来咨询的强戒人员的谈话内容予以保密,咨询对象的名誉和隐私权应受到道义上的维护和法律上的保证。

保密既是咨询双方建立和维系信赖关系的基础,也是维护心理咨询工作的声誉的大问题。替咨询对象保密也是维护社会伦理道德、捍卫法律尊严和公民权利的必然要求。从道德上说,咨询过程中经常不可避免地要涉及咨询对象的缺陷或其他人的隐私,了解这些情况目的在于更好地为咨询对象消除心理障碍,但如果这些深层的自我揭露得不到应有的保护和尊重,就很可能激化矛盾,引起事端,甚至有可能造成咨询对象的绝望和轻生。因此,不得随意向外泄露。从法律上看,维护公民的个人权益是我国宪法明文规定的,心理咨询工作者应牢记个人的法律责任和义务,坚持为强戒人员保守秘密,保护他们的合法权益。

6.矫正与发展相结合的原则

矫正与发展相结合的原则是指咨询中既要为咨询对象排除心理障碍,使其心理获得平衡,又必须积极促进其发展,这样才能最大程度地发挥咨询的功效。

心理咨询中矫正与发展相结合是人的心理发展的客观要求。从心理障碍的性质上看,心理障碍的产生在很大程度上与整体认知结构、性格等存在偏差有关。在心理咨询过程,如果这些深层次的问题没能得到根本解决,前来咨询的强戒人员的情况就会时好时坏,反复出现。要彻底根除心理障碍,就必须将矫正与发展结合起来,不仅矫正表面障碍,而且更要发展、完善其人格特征、认知结构,只有这样,才能真正达到促进心理健康的目的。其次,从心理咨询目标看,矫治障碍只是一个具体目标,而促进人的发展才是心理咨询的终极目标,只有将两者结合起来,才能在最大限度上发挥心理咨询的功效。

(四)强戒人员心理咨询与矫治目标

1.在收集详尽资料的基础上,根据来访者的年龄、性格、问题、文化特征,澄清问题症结与深层次问题。

2.判断求助者心理问题的类型与严重程度。

3.选择优先解决的问题:找出主要问题,确定从哪个问题入手。

4.向求助者说明有效咨询目标的基本要素:具体的、可行的、积极的、咨访双方可以接受的、属于心理学性质的、可以评估的、多层次统一的等。

5.多层次目标相结合,可根据之前的评估与诊断,与来访学员协商,确定咨询目标,以期改变求助者的错误认知、情绪、行为、生理心理状况等问题。例如,具体目标:纠正其负性情绪和错误认知,消除或减轻该求助者抑郁、焦虑等症状;近期目标:接受现实,提高心理承受与应对能力;长期目标:完善求助者的认知,增强其社交能力和社会适应能力;最终目标:促进求助者的心理健康和发展,充分实现人的潜能,达到人格完善。

二、心理咨询与矫治的任务和内容

(一)心理咨询的任务

心理咨询的任务,从总体上说,是帮助心理正常的强戒人员在生活中化解各类心理问题,克服种种心理障碍,矫治不良行为,理顺人格结构,纠正不合理的认知模式和非逻辑思维,学会调整人际关系,深化自我认知,端正处事态度,构建健康的生活方式,强化适应能力,等。心理咨询完成上述任务,皆为达到一个目的,即提高强戒人员心理素质,使其健康、愉快、有意义地生活下去。

心理咨询的任务,其具体内涵有如下几点:①认知自己的内、外世界;②纠正不合理的欲望和错误观念;③学会面对现实和应对现实;④使求助者学会理解他人;⑤使求助者增强自知之明;⑥协助求助者构建合理的行为模式。

(二)心理咨询的内容

心理咨询的内容包括发展性咨询、适应性咨询、障碍性咨询三方面。

发展性咨询的目的是帮助前来咨询的强戒人员更好地认识自己和社会,增强适应能力,学会扬长避短,充分开展潜能,提高学习与生活的质量,追求完善的发展。这类咨询对象属于比较健康,无明显心理冲突,基本适应环境的个体。

适应性咨询的目的是帮助前来咨询的强戒人员排解心理困扰,减轻心理压力,改善适应能力,提高学习、生活的效率。这类咨询对象属基本健康,但生活、学习中有各种烦恼,有明显的心理矛盾和冲突的个体。

障碍性咨询的目的是帮助前来咨询的强戒人员通过系统的心理治疗,消除心理疾病及各类心理障碍,恢复心理平衡。

三、心理咨询与矫治的作用

心理咨询能够为人们提供全新的人生经验和体验。

对于那些心理适应属于正常范围的强戒人员来说,咨询所提供的全新环境可以帮助他们认识自己与社会,处理各种关系,以便更好地发挥人的内在潜力,实现自我价值。

对于那些由于心理问题而遇到麻烦的强戒人员,可以在心理咨询的帮助下,逐渐改变与外界格格不入的思维、情感和反应方式,并学会与外界相适应的方法,提高工作效率,改善生活品质。

（一）建立新的人际关系

一名真正富有成效的心理咨询师理应具有健全的心理特征,能够以强戒来访者为中心,并且掌握丰富的人类行为知识和一套熟练的帮助别人的技巧,这就为心理咨询师与求助者之间建立一种不同以往的新型人际关系创造了条件,特别是民警与强戒人员这层特殊关系上,建立信任的咨询关系尤为重要。

在心理咨询的关系中,求助者可以直抒胸臆而不必顾虑破坏性的后果,他们的冒险或失败都不必付出任何代价。在咨询中,他们可以做出过激的或冷淡的情绪反应,心理咨询师常常用积极的态度去回应,促进求助者做出新的建设性的积极反应,并成功地运用于其他人际交往中。

（二）认识内部冲突

心理咨询可以帮助强戒求助者认识到,大部分心理困扰是源于自己尚未解决的内部冲突,而不是源于外界,外部环境不过是一个舞台,内心冲突就在这个舞台上面展开。

（三）纠正错误观念

求助者通常确信他们十分清楚自己需要什么和在干什么,而实际上并非如此,而是以种种非理性观念自我欺骗,心理咨询促进他们对自己的错误观念进行认真思考,代之以更准确的理性观念。

（四）深化求助者的自我认识

心理咨询师引导强戒求助者进行自我探索,当人们真正认识了自己时,他们也就认识了自己的需要、价值观、态度、动机、长处和短处,而一旦认识了自己,就可以随时根据自己的情况规划自己的人生。

（五）学会面对现实

前来咨询的强戒人员一般很善于逃避现实,往往会花很多时间来回味过去(计划未来),对于未来又很迷茫(话题总离不开昨天和明天),还总是回避现在。求助者不仅通过躲避现实以减少自己的焦虑,并总想按照自己的愿望摆布现实,而且还经常想方设法求得周围人的支持以利于他们逃避现实。咨询师促使其认识到这一点,引导其面对现实。

（六）增加心理自由度

大多数前来寻求心理咨询的强戒人员至少在一个相当重要的方面缺乏心理自由度,心理咨询师协助他们给自己的心理以更大自由的机会,接受矛盾和不完美。

（七）帮助求助者作出新的有效行动

只有协助求助者采取导致欲望的合理而有效的行动,才能减少内心烦恼。心理问题的要害,不在于求助者控制不住自己的思想和情欲,而因为求助者不通过有效行动去改变或满足自己的情欲。

四、心理咨询与矫治注意事项

（一）心理咨询中常见的误区

误区一:心理咨询就是做思想政治工作

心理咨询不同于思想政治工作。这表现在:首先,目的不同。心理咨询不规定、亦不干预强戒咨询对象的价值观;而思想政治工作则要用统一的、统定的世界观（价值观）去塑造人生的心灵。其次,任务不同。心理咨询主要解决心理健康问题,而思想政治工作则主要解决思想健康问题。第三,方法不同。心理咨询主要形式是个别谈话;而思想政治工作除了个别交谈外,还经常采用报告、参观、评比等形式。即使个别谈话,二者在具体方法上也是大为不同的。第四,队伍不同:与思想政治工作人员相比,从事心理咨询的人员要求有更特别知识和技能,需要通过专门的训练。此外,心理咨询与思想政治工作在起源、理论基础等方面也都存在区别,绝不能混为一谈或互相取代。因此,教育矫治过程中,绝不能用思想政治工作替代心理咨询,也不能以心理咨询替代思想政治教育。

误区二:心理咨询就是聊天

心理咨询不同于一般意义上的聊天,尽管心理咨询的方式主要是谈话,但心理咨询利用心理学的专业理论知识,还有社会学、医学等方面的知识,有严格科学的理论体系和操作规程,从而达到解决心理问题的目的,帮人解除心理危机,促进人格的发展。这完全不同于朋友聊天、亲友的劝解安慰、老师的教育、民警的思想教育。

误区三:谁都能当心理咨询师

如同谁都不能随便开汽车一样,心理咨询师应经过严格的训练与考核,取得管理部门的许可证才能上岗。按照发达国家的要求,一名合格的全资心理咨询师应基本具备心理学、医学博士学位,经过严格的实习训练,具有一定的实践经验,通过认证资格考试,在上级督导老师的指导下才能独自开业。由于众所周知的原因,我国目前尚没达到发达国家的要求,差距非常的大,只能降低标准启用一些热爱心理咨询并基本具备心理咨询素质的人才,逐步培养心理咨询高级专业人才,争取早日与国际标准接轨。

误区四:我的心理素质好,不需心理咨询

心理咨询不仅仅是解决你的心理危机和一大宗的心理问题。无论你多么的坚强、聪明、正直、热情和博学多识,你都不可能十分地了解自己,你需要从其他人那里了解自己。你不可能每时每刻的反省自己,也不可能始终站在局外人的立场审视自己。从别人那里了解自己可能得到错误的暗示。心理咨询是一面比较标准的镜子,可以不变形的从各个角度正确了解自己。正确的了解自己可以扬长避短,促进人生发展与成功。

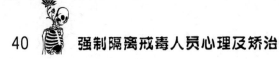

误区五:心理咨询师能看透我的想法,知道我的过去和未来

有把心理咨询简单化的错误,也有把心理咨询过分复杂化和神秘化的错误。个别人把心理学等同于神秘学说,如同算命先生、占卜、特异功能等。现在市场上有利用电子计算机打着心理测验的幌子进行骗人,有的人故意让心理咨询师去猜测自己的心理活动,并以此来衡量心理医生的水平高低等。心理咨询师除了心理学方面的专业知识与一般人不同外,并无其他特别之处。心理咨询师有经过训练的良好观察力,知道心理活动科学规律并有非常客观的逻辑分析能力,可以判断某些潜意识的心理活动,但这一切都必须来自真实、客观、全面的资料。心理咨询师自己不能、也不能借助高科技的仪器了解到具体的想法。最先进的测谎仪也无法测出具体的思维细节,人们对大脑的认识远远落后于对最最复杂电子计算机的认识,心理世界的复杂程度不是现代人所想象的。对待心理咨询必须有科学的思想。

误区六:去做心理咨询丢人

由于历史的原因和许多客观因素的限制,人们对自己的心理世界还不太了解,许多人还分不清“神经”与“精神”、“精神”与“心理”以及“思想”区别。对心理咨询的惧怕与怀疑可能源于对“精神病”的无知,去心理咨询怕被当成“精神不正常”看待,心理问题当成“心理病态”、“思想问题”。有时可能轻微的心理问题不加以科学解决,造成最后发展成重型精神病。“捂”着、“瞒”着,让心理问题任其发展,实在悲哀。心理咨询是促进人的成长与发展的最佳途径之一,是预防心理障碍有效方法,是提高生活质量实现人生成功的必由之路。心理咨询的最基本原则里面包括“绝对保密”,你可以把内心世界坦诚给心理咨询师,心理咨询师会给予精心的维护保养。心理咨询将使你远离愚昧及封建迷信,接受现实、挑战自我。认为“去心理咨询丢人”的人是软弱的人,是不敢接受自我与现实的人,其心理也不太健康。现代有进步思想的人已经毫无顾虑地走进心理咨询室,充满信心的走向成功的未来。

误区七:心理咨询应该一次解决问题

许多初次心理咨询的人都幻想心理咨询师能够一次把自己长期的压抑与痛苦一扫而光,拨开心灵迷雾,远离烦恼与困惑,重见真我的蓝天,还我轻松心情与振奋的斗志。然而心理咨询师不是什么神仙,更无什么超出常人的功夫,“解铃还须系铃人”,心理咨询是帮助人自己解决自己的问题,心理咨询师不可能包办解决问题,只是提供一些正确地认识自己、分析问题、解决问题的具体方法,必须有求助者本人多次具体实践才能解决。除非是非常简单的心理问题,可以一次心理咨询能达到理想的效果。许多问题是“冰冻三尺非一日之寒”,有性格方面的问题。有些现实问题而且还可能涉及方方面面,心理咨询也不可能一次解决。心理咨询是帮助求助者认识自己、接受现实从而超越自我。所以心理咨询需要一个了解的过程,一个讨论、分析、操作、反馈、修正、再实践的程序,一般不可能一次解决问题。并且心理咨询每次有时间的限制。过去心理咨询需要很长时间(几个月至几年)才能解决问题,现在由于理论和技术的改进大大缩短了疗程,但绝不可能都一次解决问题。

(二)咨询过程中的注意事项

1.态度必须保持中立。

2.提问避免失误。

3.咨询人员在摄入性会谈中,除提问和引导性语言外,不能讲任何题外话。

4.不能用指责、批判性语言阻止或扭转求助者的会谈。

5.在摄入性会谈后不应给出绝对性的结论。

6.结束语要诚恳、客气,不能用生硬的话做结束语,以免引起求助者的误解。

第四节　强制隔离戒毒人员心理咨询与矫治的方法

一、心理咨询的技能

（一）常见的心理咨询方法

1.精神分析疗法

以弗洛伊德首创的精神分析理论为指导,探讨病人的深层心理,识别潜意识的欲望和动机,解释病理与症状的心理意义,协助病人对本我的剖析,解除自我的过分防御,调节超我的适当管制,善用病人与治疗者的移情关系,来改善病人的人际关系,调整心理结构,消除内心症结,促进人格的成熟,提高适应能力。

在弗洛伊德之后,精神分析疗法被后来者逐步发展完善,至今在心理治疗领域中得到广泛的应用。为了让求助者在接受精神分析治疗时能够以积极的态度参与进来,现对精神分析治疗过程进行大致介绍。精神分析治疗过程通常分为四个阶段:

（1）开始阶段。首先是要了解求助者需要解决的问题,确认求助者是否适应于精神分析治疗。确认后,咨访双方应就治疗规则、治疗阶段和双方责任取得共识。接下来,治疗者开始由浅入深了解求助者产生内心冲突的根源。

（2）移情发展阶段。随着治疗的逐步进行,求助者会出现对治疗者的移情。移情是求助者将自己对过去生活中的某些重要人物的情感在治疗者身上的投射。治疗者依据求助者的投射对其进行体验、理解并告知求助者。

（3）修通阶段。结合求助者提供的各种材料和移情表现,运用解释为主的技术,向求助者揭示其内心的无意识欲望和无意识冲突与自身表现出的症状的关系,获得求助者的理解和领悟。在修通的过程中会遇到阻抗,这是治疗过程中自然和必要的反映,只有将这个过程坚持下去才会逐渐获得疗效。

（4）移情解决阶段。对求助者的主要无意识冲突已经修通的情况下,治疗者对结束治疗确定一个大致的日期。在这个阶段中,求助者可能会在移情上出现反复,治疗者需要继续采取解释技术解决求助者遗留的问题,使之能够面对现实。当求助者能够解决移情并做好结束的准备时,治疗就可以结束了。

适应症:癔病、心理创伤、性心理障碍、人际关系障碍、焦虑症、抑郁性神经症、强迫症、恐怖症、抑郁症、适应障碍。

2.行为疗法

行为主义心理学认为人的行为是后天习得的,既然好的行为可以通过学习而获得,不良的行为、不适应的行为也可以通过学习训练而消除。行为疗法是基于严格的实验心理学成果,遵循科学的研究准则,运用经典条件反射、操作性条件反射、学习理论、强化作用等基本原理,采用程序化的操作流程,帮助患者消除不良行为,建立新的适应行为。

目前行为治疗结合了认知理论和社会学习理论学说,在纠正行为的同时,也注重刺激与反映之间的中介调节作用。通过对行为的评价和行为学习的模式，指导和帮助求助者调动自身的认知能力，逐步以健康的行为替代异常行为。

　　具体的行为疗法有系统脱敏疗法、冲击疗法、听其自然法、内爆疗法、强化疗法、放松疗法等。在行为治疗中，治疗方法的选用是根据强戒人员的具体行为表现和身体条件的适应性。由治疗者提出方案，并向求助者说明，征得强戒人员同意，在强戒人员积极配合下进行。不同的治疗方法需要的时间不同，或长或短。在一些治疗进行中，有的求助者会产生逃避的意念或行为，如果放弃治疗会前功尽弃，并对今后的治疗产生负面影响。

　　【小知识】　毒品考验训练运用心理学暴露疗法中的冲击疗法，通过模拟吸毒环境（在模拟 KTV 包厢、宾馆房间里设置冰毒、摇头丸、杜冷丁等毒品，还有一次性针管、香烟、打火机、锡纸等）给强戒人员以刺激，让他们暴露其深层次的心理问题，然后有针对性地进行有效治疗。戒毒所的脱瘾训练与众不同之处就在于，训练更重要的是针对问题进行心理矫治，由心理咨询员对其进行辅导，疏导负面反应，通过全套的心理脱毒治疗，最终达到心理脱毒的效果。

　　3.认知疗法

　　认知理论认为人的情绪来自人对所遭遇的事情的信念、评价、解释或哲学观点，而非来自事情本身。情绪和行为受制于认知，认知是人心理活动的决定因素，认知疗法就是通过改变人的认知过程和由这一过程中所产生的观念来纠正本人的适应不良的情绪或行为。治疗的目标不仅仅是针对行为、情绪这些外在表现，而且分析强戒人员的思维活动和应付现实的策略，找出错误的认知加以纠正。

　　适应症：情绪障碍、抑郁症、抑郁性神经症、焦虑症、恐怖症、强迫症、行为障碍。人格障碍、性变态、性心理障碍、偏头痛、慢性结肠炎等身心疾病。

　　4.支持性心理治疗

　　善用治疗者与强戒人员所建立的良好关系，利用治疗者的权威、专业知识，来关怀、支持强戒人员，使强戒人员发挥其潜在能力，提高应付危机的技巧，提高适应困难的能力，舒缓精神压力，走出心理困境，避免精神发生崩溃。

　　适应症：工作压力、学员困难、人际关系紧张、恋爱失败、婚姻危机、自杀行为、自然灾害所引发的心理危机。

　　5.催眠疗法

　　通过催眠方法，将人诱导进入一种特殊的意识状态，将心理咨询或治疗师的言语或动作整合入患者的思维和情感，从而产生治疗效果。

　　适应症：癔病、疑病症、恐怖症、身心疾病。

　　(二)咨询取得的实效基本点

　　1.共情

　　共情通常是指人与人交流中表现出的对他人设身处地理解的能力。真正的共情是咨询员站在求助者的角度，站在他的世界看明白了他为什么会产生这样的情绪，然后用自己的语言把他的情绪描述出来就可以了。可能他的情绪咨询员感到是挺不合理的、不同意，但这没有关系。比如说一位强戒人员打了强戒人员，咨询员怎么会同意他打人呢？但依然可以跟他本人产生共情。那么,现在这句话应该怎么说呢?

这个时候,共情的语言完全就可以是一句话:"你和强戒人员发生了这么大的冲突,这使你感到非常的愤怒。"就这么一句话,没有任何评价,也没有表达同意或不同意,这就叫共情语言。虽然咨询员没有表示出自己的立场,但是对方会有一个非常好的感觉,因为说出了他现在的情绪,他感到自己被理解,咨询就可以继续下去。也就是说,咨询员是理解他的情绪,而不是他的行为。咨询员可以不认可求助者的行为,只要理解他的情绪,并让他知道自己的情绪是被理解的。这就是真正的共情。

而用咨询员自己的语言叙述求助者所说的话,那是内容反应,属于另一种技巧和方法。它可以相对比较机械,只要把他说的话变成自己的话返还给他就可以了。共情则不需要重复他的话,而是把他的情绪清楚地表达给他,比较抽象。

这里还有一个疆界问题。每一个人时刻都在尽力保持着自己的两种生存空间——物理空间与心理空间。这种空间与外界的边界也称作疆界。相对有形的物理空间,我们的心理空间被一道无形的心理疆界环绕着。而在咨询中,很多咨询员的心理疆界不够清晰、坚固,容易完全地把自己投入到求助者所处的事件中。因此咨询员要非常清楚,自己说出来的是求助者的情绪,处理的是他的问题,跟自己没有任何关系。

有人说咨询员是一个"垃圾桶",这种说法把咨询员放在一个被动的地位,实际上经过专业训练的咨询员应该扮演的是一个"处理机"的角色。咨询员是帮助求助者处理他的问题,而不是全盘收容他的一切问题,把他的问题变为自己的。与此同时,咨询员也要处理好自己的问题,遇到求助者有与自己相同问题的时候,要清楚哪些问题是求助者的,哪些问题是自己的,要划清界限,保护自己的心理疆界不被侵犯。并且在咨询时,咨询员不要考虑自己的问题,要百分之百为求助者服务,实现完全的"助人"。"助人自助"是每个咨询员所向往的,但在实际的咨询中却总是难免想教育别人,指导别人的问题。很多临床医生最爱说的一句话就是:"别那么难过! 别那么不开心了!"而且特别爱说:"没什么,别哭啊!"这很符合东方文化。东方文化本来就认为"七情六欲伤身体",看到别人难过就劝他别难过,这是一种劝慰。可是对于咨询人员,尤其是心理工作者,这么说不合适。因为求助者来咨询,就是因为这个难过的情绪,让他不要难过,就有点像叫一个肚子饿而又没有东西可吃的人别那么饿一样,这根本做不到。亲人朋友可以这么说,但如果是专业人员这么说,求助者的第一反应就是"你不接受我的情绪"。相反,一句真正的共情,把他的情绪描述出来,他就有一种放松下来、觉得被接受的感觉。

2. 倾听

倾听是凭助听觉器官接受言语信息,进而通过思维活动达到认知、理解的全过程。属于有效沟通的必要部分,以求思想达成一致和感情的通畅。心理咨询最重要的就是倾听。咨询员要用全身心来倾听,脑子要不停地打转,做出准确的判断,同时间插少许的提问,使求助者逐渐意识自己的症结所在,而不是直接告诉他问题出在哪里。咨询员的有效倾听,让求助者有机会宣泄自己的情绪,这就是化解他的症结。

还有一种是,咨询人员听到求助者说自己好一点了,就高兴,觉得自己有能力。其实,这时候很多咨询员不明白,求助者正在为他服务,这是求助者特别容易办到的一件事。咨询员就像家长、老师一样,求助者希望让咨询员高兴,这样咨询员才能对他好,他才能得到关注。所以,求助者就让咨询员高兴一点。

还有的咨询员很容易在咨询过程中把求助者的问题与自己所学的心理学概念联系起来，给求助者贴上标签，似乎在证明自己所学的知识，这是"走神"。

在与求助者探讨问题时，咨询员很容易把应该放在求助者身上的关注转移到了求助者所说的"我想使孩子(或其他人)改变……"上，这时需要让求助者明白，咨询员只能帮助他本人。

3. 价值中立

如何做到价值中立。①对所研究事物的背景要有一定了解，观察中要保持客观、实事求是的态度，不带偏见；②要善于分析研究结果，分清表象和实质，不要被假象迷惑；③要具有高度的注意力、忍耐力和认真吃苦的精神。

在心理咨询中，价值中立(Value free)是指咨询者要尊重来访者的价值观念体系，不要以自己的价值观念为准则，对来访者的行为准则任意进行价值评判。心理咨询者不能以任何方式向来访者灌输某一价值观念，或强迫来访者接受自己的观点、态度。心理咨询的定义、性质、目标等都决定了咨询者在咨询过程中要充分尊重来访者，置来访者于平等的地位，而不能以专家或助人者的身份强迫来访者服从自己。对来访者的那些与心理咨询无关的价值体系，比如来访者的喜好、审美观、生活方式等，咨询者可以不欣赏、不赞同，但没有必要妄加评判和指点，更不要好为人师，要求来访者一一改变。当然，价值中立不是不要价值准则，更不是要咨询者去迎合与赞同来访者的价值观念。相反，咨询者必须要有非常明确的价值概念，并坚定之，只有如此才能在实践中对自己的价值观念体系给来访者施加的影响有足够的预见性，并在来访者自愿的前提下，有意地影响来访者。

价值中立在咨询实践中，强调对求询者的非指导性，要求咨询师对求询者提出的问题保持中立，不给予直接回答，也不给予任何规劝，而是让求询者自主决策。主张将最基本的责任放在求询者的身上，而咨询师处于被动境地，只作为跟随者。这就是"价值中立"的含义，即在心理咨询过程中，不判断、不指导、不主动。

二、心理咨询的过程与实施

(一)鉴别诊断

1. 心理咨询鉴别诊断的四个层次(定性分析)

第一层次：判断病与非病，即是否是精神病(与精神病相鉴别)：依据：①是否违背了病与非病三原则：心理活动在形式上和内容上与客观环境保持一致，符合统一性原则；各种心理过程之间协调一致；个性相对稳定。②是否有求助动机愿望，而主动求助。③自知力是否完整，能认识到自己心理行为异常，也能分析产生的原因。④有无感知觉异常，有无幻觉、妄想等精神病症状。

第二层次：诊断是一般心理问题、严重心理问题还是可疑神经症或神经症依据(判断一般与严重)：①由何种性质何种程度的刺激引起，并体验何种程度不良情绪；②不良情绪持续的时间(病程)；③不良情绪以及反应是否在理性控制之下；④有无引起泛化。依据(判断是否神经症)：许又新教授的神经症诊断评分标准：①病程；②精神痛苦程度(是否能自行摆脱)；③社会功能受损程度。

第三层次：若是神经症，鉴别是哪种。恐怖症、焦虑症、强迫性障碍、躯体形式障碍、神经衰弱。

第四层次：若是某种神经症，鉴别具体是哪一种。如恐怖症有场所恐怖、社交恐怖以及特定恐怖。

2.病因分析

(1)生物原因：有无躯体疾病；该躯体疾病与心理问题有无联系；生物学年龄；性别。

(2)社会原因：是否存在生活事件、人际关系、生存环境；以上三点与心理问题有无关系；社会文化因素；是否有社会支持系统。

(3)认知原因：是否有错误观念；是否有现实形成的误解、错误观念；是否有不良思维习惯（如反逻辑思维、不良归因）；是否存在持久的负性情绪事件；是否有新旧观念冲突；价值观；经验中的老眼光问题，如精神发育迟滞。

(二)一般咨询流程

心理咨询过程一般分为互相联系的五阶段：掌握情况；分析诊断；确立方案；劝导帮助；追踪巩固。

1.掌握情况

咨询人员首先通过查看在册档案了解求询强戒人员的基本情况及其有关的社会背景。再通过倾听和发问来获取信息，为了全面掌握情况，还可以采取咨询强戒人员的管理民警、与强戒人员谈话以及心理测量等手段。

2.分析诊断

在掌握材料的基础上，咨询人员要对所获取的材料包括谈话记录、测验结果和日记等进行整理，并进行认真思考、系统分析，力争把握咨询对象存在问题的实质。在分析中，要注意找出其中重要的线索；注意求询强戒人员与其管理民警等谈话的异同点；要对心理测验作客观分析；要注意求询强戒人员的个人见解。

3.确立方案

咨询人员在全面、准确分析咨询对象的情况后，应和求询强戒人员一起确立相应的方案。制定方案要考虑几方面因素：成功的可能性；最小的代价；适合个人的特点；还应制定相应的指导计划，对方案的实施过程和可能出现情况等做到心中有数。

4.劝导帮助

这是心理咨询的关键。咨询人员应帮助求询强戒人员纠正认识上的偏差，还要教会其掌握一定的改变不良习惯或纠正某种行为的具体措施或训练方法。此外，要根据不同咨询对象的具体情况，灵活地运用各种方法。

5.追踪巩固

追踪巩固是评价整个咨询过程中的诊断分析是否正确、咨询是否合适的重要一环。及时了解求询强戒人员心理问题的解决情况，可以为继续咨询提供依据。既有利巩固和发展咨询效果，又可以防止出现新的心理问题。追踪巩固有三种形式：备忘录形式。即由咨询人员在劝导帮助后，将备忘录交给求询强戒人员，让其按要求填写。包括矫治生活中发生的重要事件、主观体验、别人的评价等。对其定期进行访问，检查咨询效果。约请求询强戒人员的管理民警等进行座谈，从而取得对咨询效果的客观评价。

三、个别心理咨询的基本技术与运用

(一)合理情绪疗法

合理情绪疗法由美国著名心理学家埃利斯于20世纪50年代创立，其理论认为引起人们情绪困扰的并不是外界发生的事件,而是人们对事件的态度、看法、评价等认知内容,因此要改变情绪困扰不是致力于改变外界事件,而是应该改变认知,通过改变认知,进而改变情绪。他认为外界事件为 A,人们的认知为 B,情绪和行为反应为 C,因此其核心理论又称 ABC 理论。

治疗原理:(1)旨在通过纯理性分析和逻辑思辨途径,改变求助者的非理性观念,以帮助解决情绪和行为问题。(2)核心是 ABC 理论:强调情绪或不良行为并非由外部诱发事件引起,而是由个体对事件评价造成。①A 代表诱发事件;②B 代表信念,即个体对这一事件的看法、解释及评价;③C 代表继事件后,个体的情绪反应和行为结果。

治疗程序:心理诊断阶段、领悟阶段、修通阶段、再教育阶段。

(1)心理诊断阶段:咨询师根据 ABC 理论对求助者问题进行初步分析和诊断,找出 ABC 之间关系。

(2)领悟阶段:咨询师需要帮助求助者达到三种领悟:①使求助者认识到信念引起了情绪和行为后果,而不是诱发事件本身。②引发心理问题是自己认知评价,求助者应对自己情绪行为反应负责。③只有改变不合理的信念才能减轻或消除求助者目前存在的各种症状。

(3)修通阶段:运用多种技术,使求助者修正或放弃原有非理性观念,代之以合理信念,使症状得以减轻或消除。①与不合理信念辩论:咨询师可用黄金规则反驳求助者对别人和周围环境绝对化要求(最具特色最常用)。②合理情绪想象技术三步骤:a. 使求助者在想象中进入产生过不适当的情绪反应情境之中。b. 帮助求助者改变不适当情绪体验,并体验到适度情绪反应。c. 停止想象,求助者情绪和观念积极转变,应及时给予强化。③家庭作业包括:RET 自助表和合理自我分析报告 RS。

(4)再教育阶段:巩固前几个阶段治疗所取得的效果。①帮助求助者进一步摆脱原有不合理信念及思维方式,使新观念得以强化;②使求助者在咨询结束后仍能应付生活中遇到问题,更好地适应现实生活。

治疗目标:包含两层含义——(1)不完美目标:针对求助者症状改变,尽可能地减少不合理信念造成的各种症状(具体目标)。(2)完美目标:着眼更长远更深刻变化,使求助者拥有比较现实理想宽容生活哲学(终极目标)。

通过 ABC 理论的进一步解说,使求助者明白他的情绪问题不是由于生活事件的影响而是自己的不合理信念造成的。

咨询师:你因为被朋友欺骗,因此对友情失望,因为女朋友无音信而对爱情绝望是吗?

求助者:是的,我对他们那么好,他们却这样对我,从此以后我再也不愿意相信任何人了。

咨询师:被欺骗确实是一件很令人生气的事,你感到愤怒这是正常的反应,但是你却因此再也不愿意相信任何人,这就是一种不合理的信念,这就是不合理信念中所说的"以偏概全",你被一个朋友欺骗,并不意味着所有朋友都会欺骗你,你其他的朋友难道也都欺骗你了吗?

求助者:这倒没有,我到这里来,我其他朋友还想办法来看我,或写信安慰我,对我也不错的。

咨询师:我们再来看看你的女朋友的事,你认为她在你危难时离开你让你感到很伤心是吗?

求助者:是的。我对她那么好,现在我有了事,她却离我而去,我那么爱她,她难道不应该在这个时候在我身边安慰我、鼓励我?

咨询师:这个事情的发生确实让人遗憾,但是你是不是认为你那么爱她,她就必须也一样的爱你?

求助者:是的。

咨询师:这也是ABC理论中所说的一种不合理信念,即绝对化的要求。这是一种走极端式的认知方式,也是不合理信念中最常见的一种,人们往往喜欢把自己的希望、爱好升级为"必须、绝对应该",并且把他们强加于自己、外人和外部世界。当别人不按照这种要求行事时,我们就会变得非常痛苦。你看你是不是这样?

……

利用与不合理信念辩论的方法,使求助者修正或放弃原来的不合理信念,并代之以合理信念。

以下是咨询片段:

咨询师:你说你的女朋友无音信,在你危难时抛弃你,那你有没有想过你到这里来给她的打击?

(沉默……)

求助者:我没想过,我只想到我钱被骗,心情不好,打架也是情有可原,她应该理解我,在这个时候应该关心我。

咨询师:那你到这里和她联系过吗?

求助者:没有,我想应该她主动的来关心我,因为现在我是弱势。

咨询师:那现在我们站在她的角度来看看这件事。你想想看,如果现在你是她,碰到这样的事会怎么想?

(思考……)

求助者:现在想想也许她也是很难过的。一个女的在外面,要承受别人的风言风语,还要一个人忍受孤独与寂寞,确实也挺难的。再说现在也不能确定她是不是决定与我分手,因为都还没有联系过,也许事情没有发展到这个地步。真的发展到这一步,我也要为她想想,这也是她的权利。

咨询师:很好,现在你已经学会用换位思考的方法来看问题了,而且能自然面对问题的发生,能够理解与接受了。你同样也可以用这种方法去分析一下你朋友借钱这件事。

……

(二)阳性强化法

1.阳性强化法基本原理

阳性强化法的理论基础是行为主义理论,该理论认为人及动物的行为是后天习得的,是行为结果被强化的结果。如果想建立或保持某种行为,可以对其行为进行阳性刺激,即奖励,通过奖励强化该行为,从而促进该行为的产生和出现的频率,行为得以产生或改变。

2.工作程序

(1)明确目标行为。目标行为应当是可以客观测量与分析并能够反复进行强化的,且越具体越好。

（2）监控目标行为。详细观察和记录该目标行为发生的频率、强度、持续时间及制约因素，从而确定目标行为的基础水平。特别要注意目标行为的直接后果对不良行为所产生的强化作用。

（3）设计干预方案，明确阳性强化物。与求助者一起确认需要被干预或塑造的行为、采用何种干预形式和方法、使用何种强化物以及根据实际情况变化随时调整干预方案，最终使新的行为结果取代以往不良行为产生的直接后果。

（4）实施强化。将行为与阳性强化物紧密结合，当求助者出现目标行为时立即给予强化，不能拖延时间，并向求助者讲清楚被强化的具体行为、目的、意义和方法，使求助者了解干预的目标，理解所用技术和方法的目的及意义，明确自己该怎么做，确立信心并主动配合。

（5）追踪评估。随着行为干预的进展，应让求助者本人也掌握和使用干预方法，学会把干预情境下所获得的效果巩固下来，并在干预程序结束之后，进一步发挥求助者的主观能动性，使求助者主动地把疗效扩展到日常生活情境中去，进行周期性的评估。

3.注意事项

（1）目标行为单一具体，阳性强化法要改变的行为应该单一、具体，非常明确，保证强化物对该行为的强化。

（2）阳性强化应该适时、适当，对目标行为的阳性强化，应该在行为出现时进行，不可提前或错后。

（3）随时间进程，强化物可以由物质刺激变为精神奖励，待目标行为固化为习惯后，最终可以撤销强化物。

（三）系统脱敏法

1.原理：源于对动物的实验性神经症的研究。创造人：活尔普。由经典条件反射理论发展而来的，是应用最广和实证研究最多的行为治疗方法。

2.操作步骤：系统脱敏疗法过程有三个阶段：学习放松阶段、建构焦虑等级、系统脱敏。

3.系统脱敏法的注意事项：①如果引发求助者焦虑或恐惧的情况不止一种，可以针对不同情境建立几个不同的焦虑登记表，然后对每个焦虑等级表实施脱敏训练。②系统脱敏对求助者想象的次数多少，依个体不同和情境不同而不同。③在系统脱敏过程中，当一开始焦虑分数超过50，仅靠重复放松就很难降低了，此时表明焦虑等级设计得不够合理。应当将焦虑等级分得细一些，使每个等级之间跨度不要太大。④如果求助者不能用想象和放松的方法降低焦虑水平，可考虑改用其他方法。

4.适应症：恐惧症、焦虑症。

（四）冲击疗法

1.原理：冲击疗法也叫满灌疗法，是暴露疗法之一，其原理是消退性抑制。冲击疗法中，尽可能迅猛地引起求助者极强烈的焦虑或者恐惧反应，并且对这种强烈而痛苦的情绪不给以任何强化，任其自然。最后迫使导致情绪反应的内部动力因逐渐减弱乃至消失，情绪反应自行减轻乃至消除。

2.步骤：①筛选确定治疗对象；②签订治疗协议；③治疗准备工作；④实施冲击治疗。

3.适应症：恐惧、抑郁、强迫。

4.注意事项：①详细的体格检查和必要的实验室检查；②经求助者同意，签订协议，方可采用此法；③在冲击疗法实施过程中，求助者因无法忍受而提出中止治疗是十分普遍的现象,咨询师若有求必应则会一事无成;④治疗中若出现以下情况时,也应停止治疗:通气过度综合症、晕厥或休克。

(五)厌恶疗法

1.理论来源:经典条件反射。

2.治疗原理:①当患者出现不良反应时,给予一个不快的刺激,产生对不良行为的厌恶体验;②反复实施,不良反应与厌恶体验之间建立条件联系;③此后再次出现这种不良行为时,不再给予不快刺激便会产生厌恶体验,从而达到消除不良行为目的。

3.步骤:确定靶症状;选用厌恶刺激;把握时机施加厌恶刺激。

4.注意事项:①不具备使用条件的咨询机构或个人,不可采用此法;②签订知情同意书;③靶症状要单一而具体;④厌恶体验与不良行为应该是同步的。

5.适应症:强迫症、窥阴症、露阴症、戒烟戒酒。

(六)模仿法

1.原理:班杜拉社会学系理论及行为主义理论。

2.定义:又称示范法,是向求助者呈现某种行为榜样,让其观察示范者如何行为以及他们的行为得到了什么样的后果,以引起他从事相似行为的治疗方法。

3.步骤:选择合适的治疗对象;设计示范行为;强化正确的模仿行为。

4.具体方式:生活示范;象征性示范;角色扮演;参与示范;内隐示范。

5.注意事项:①学龄期是模仿能力最强的年龄段,一般来说,模仿法更加适用年轻的求助者;②要强调示范者的作用,示范的感染力越强,模仿者的动机越强,示范者与模仿者的共同处越多,模仿的信心越足,成绩越好;③对正确的模仿行为的强化,应当适时和恰当。

(七)生物反馈法

1.生物反馈法是通过现代电子仪器,将个体在通常情况下不能意识到的体内生理功能予以描写,并转换为数据、图形或声、光等反馈信号,让求助者根据反馈信号的变化了解并学习调节自己体内不随意的内脏机能及其他躯体机能,达到防治疾病的目的。

2.生物反馈法的基本原理如下:生物反馈法是古老的养生之术(如气功、瑜伽)基础上的重大突破,是心理治疗技术与现代科技合璧的结晶。

3.注意事项:辨别生物反馈疗法的适应症和禁忌症。适应症:①各种睡眠障碍;②各种伴紧张、焦虑、恐惧的神经症,心因性精神障碍;③某些心身疾病,如原发性高血压、支气管哮喘、经前期紧张症、紧张性头疼、书写痉挛;④儿童多动症、慢性精神分裂症(伴社会功能受损)。禁忌症:①各类急性期精神病求助者;②有自伤、自杀观念、冲动、毁物、兴奋不合作的求助者;③训练过程中出现头晕、头疼、恶心、血压升高、失眠、幻觉、妄想等症状的求助者。并不是每一个接受反馈治疗的求助者都能从治疗中得到好处,生物反馈法是一个主动参与的过程。

(八)求助者中心疗法

1.工作程序:①确定求助者中心疗法的咨询目标:求助者的自我变得较为开放;求助者的自我变得较为协调;求助者带回信任自己;求助者变得更适应了;求助者使其生命过程称为一个变化的过程。求助者中心疗法的目的就是促进个体的自我成长,使其成为一个自我实现的人。②掌握求助者中心疗法的主要咨询技术:促进设身处地理解的技术(关注,用言语交流设身处地理解,非用言语交流设身处地理解,沉默作为设身处地理解的一种方式);坦诚交流的技术(并不固定角色、自发性、无防御反应、一致性、自我的交流);表达无条件关注的技术。③把握咨询过程七阶段的特点和规律。

2.原理:求助者中心疗法建立在人本主义的哲学基础上。罗杰斯的基本假设是:人们是完全可以信赖的,他们有很大的潜能理解自己的问题,而无需通过咨询进行直接干预,如果他们处在一种特别的咨询关系中,能够通过自我引导而成长。①求助者中心疗法对人性的看法:人有自我实现的倾向,人拥有有机体的评价过程,人是可以信任的。②自我理论:经验(现象场——人的主观世界)、自我概念(对自己的总体的知觉和认识)、价值的条件化。③心理失调的实质和治疗:自我概念与自我经验之间的不协调是心理失调产生的原因;求助者中心疗法的实质是重建个体在自我概念与自我经验之间的和谐,或者说达到个体人格的重建。

3.注意事项:①求助者中心疗法体现了人本主义的哲学思想,是一种不断发展和变化的理论体系,它的名称几经变化,从非指导性的,求助者中心的,经验的,一直到以人为中心的;②求助者中心疗法人为咨询导向的首要责任在于求助者,求助者面临着决定他们自己的机会;③局限:一些正在培训的初学者倾向于接受没有挑战性的求助者,他们限制了自己的咨询风格,只把精力放在了反应和听上;④掌握求助者中心疗法所强调的基本原理应当成为当代心理咨询师素质培养的基础内容。

4.求助者中心疗法咨询过程的各个阶段:第一阶段:求助者对个人经验持僵化和疏远态度阶段,求助者不愿主动寻求治疗和帮助;第二阶段:求助者开始"有所动"阶段;第三阶段:求助者能够较为流畅地、自由地表达客观的自我;第四阶段:求助者能更自由地表达个人情感,但在表达当前情感时还有顾虑;第五阶段:求助者能够自由地表达当时的个人情感,接受自己的感受仍然带有一些迟疑;第六阶段:求助者能够完全接受过去那些被障碍,被否认的情感,他的自我与情感变得协调一致;第七阶段:求助者几乎不需要咨询师的帮助,就可以继续自由表达自己。

(九)沙盘技术及运用

沙盘技术称沙盘疗法,又称箱庭疗法、沙箱疗法,是指在治疗者的陪伴下,来访者从玩具架上自由挑选玩具,在盛有细沙的特制箱子里进行自我表现的一种心理疗法。

沙盘疗法,是分析心理学理论同游戏以及其他心理咨询理论结合起来的一种心理临床疗法,通过沙盘创造的意想和场景来表达自己,直观显示内心世界,从而可以绕开咨询中的阻抗,基本上各种心理问题与心理障碍均可作为此方法的治疗范畴。

沙盘治疗是国际上受到普遍推崇的心理治疗模式:一盘细沙,一架子各式各样的沙具造型,加上治疗师的关注与投入,游戏者的自由表现与创造,最终找到心灵的回归之路。沙盘疗法作为国外一种成熟的心理治疗技术在中国也开始得到应用。

沙盘疗法主要特点:沙盘游戏呈现为一种心理治疗的创造和象征形式,在所营造的自由和保护的空间气氛中,把沙子、水和沙具运用在富有创意的意象中,便是沙盘游戏之心理治疗的创造和象征模式。一个系列的各种沙盘意象,反映了沙盘游戏者内心深处意识和无意识之间的沟通与对话,以及由此而激发的治愈过程、身心健康发展以及人格的发展与完善。

沙盘疗法应用:沙盘游戏被广泛地运用在了心理咨询、心理治疗、心理教育、人力资源开发和专业心理分析的各个领域;其主要的功能和作用包括心理诊断与综合性心理评估;各种心理压力、紧张与焦虑的缓解;各种心身疾病的专业治疗;综合性的心理教育技术,心理健康的维护与人格发展,艺术表现与创造力的培养和生活质量的提高;以及自性化为目标的心性发展与完善。

沙盘疗法适用范围:沙盘疗法适用于包括儿童青少年、成人、家庭、团体等各种人群。由于非语言性的特点,沙盘疗法特别适合言语能力还未充分发展的儿童或言语能力有障碍的儿童、自闭症儿童,对于多动症、攻击行为、情绪问题、创伤后应激障碍(PTSD)、抑郁症、焦虑症等均有疗效。对于注意力不集中、沉默内向等一般心理问题也有明显的帮助,沙盘疗法也有助于自我概念的提升和人际关系的调试,促进个人心理成长。

【案例】

沙盘疗法的运用

问题呈现阶段(包括 2 次面谈,3 次沙盘)

通过面谈发现王某有"为自己树立了高得不能现实的目标,于是不断地被现实与目标之间的差距所挫败"和"没能达到预期的完美,就会觉得失败了;如果达到了预期,也体会不到成功的快乐,因为只是做了应该做的事"等完美主义的倾向,有关研究表明抑郁症与适应不良完美主义显著正相关。王某的第一次沙盘作品充分展现了他的问题(见图1)。

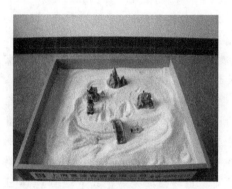

图 1

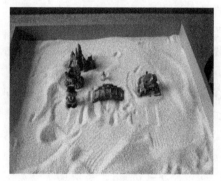

图 2

图1是第1次沙盘作品:王某描述的是家附近的场景,先是将两所房子挑出来,在两所房子之间放置了一座桥,作品的右下方摆放了两个男孩。王某挑选了一个外表华丽的小男孩代表自己,因为他希望自己是那样的。华丽的男孩子是他完美主义的一种表现,希望自己各方面都尽善尽美。在房子后面放置一棵树,并解释房子要有个依靠。在介入治疗的阶段,王某将房子和树移开一段距离,并表示这是他现在的状态,父母只对他的成绩关心,而对人并不关心,现实中父母并不能给他依靠与支持。沙盘中间位置摆放的玩具往往代表的是来访者的自我——人格核心。王某在沙盘中间的位置摆放了一个男性老者,这老者代表的是他外公。王某表示这是他渴望的一种心态,他目前没有这种平和心态,他希望自己各方面表现完美,研究表明抑郁症患者常常具有这种追求完美的人格特点。同时这个玩具还表现出一种避世态度,与王某目前逃避现实的现状是一致的,不愿意接受自己变得相对平庸的现实。第二次、第三次的沙盘同样展现了王某的问题。第二次沙盘作品王某命名的主题是"平时"(如图2),王某摆的是他理想中的家平时的形象。王某特别强调客厅里放的鱼:"鱼表明自己是兴趣斑斓的人,希望自己成为多面手,在人际交往、做事的方式、学习的方式、基本能力上都要比较好,有一些特长。"这些都是王某追求完美人格特质的一种反映,沙盘主题的命

名也显示了王某希望自己平时就要这样。第三次沙盘作品摆的是一个世外桃源的场景。自己描述：父母对自己很不关心，但是对自己要求很严，自己尽管做得很好，但仍不能满足父母的要求。在父母面前自己向往隐居的生活或者是避世，很想突破现在的小圈子，寻找人活着的真正意义。自己接受的教育就是从做的事情或者与人交往中有所收获，做工作就一个原则：怎样锻炼自己的能力，怎样发展自己的人脉。

通过 5 个月时间的治疗，包括 7 次沙盘治疗和 9 次面谈，展现王某在转变阶段的沙盘作品予以对比。

转变阶段（含 2 次面谈，2 次沙盘）

在这两次沙盘中，王某改变了以往用极短的时间就把自己想要的结果摆设出来的状况，能真正投入到沙盘制作中去了。第五次沙盘作品王某用了 30 分钟的时间，作品有鲜花、绿叶，场面欢快、和谐。在制作的时候非常投入，注重细节，这些表明他已经在享受沙盘的制作过程，同时也表明他的焦虑在一定程度上有所降低，心态有一定的转变。这次摆的作品主题是：田园风光，王某摆设了一个漂亮的田园风光，中间有一个堤坝，作品的右下角摆设了一个家的环境，作品的上部摆设了两个天使，整个作品优美、和谐，玩具丰富而不杂乱。同时在制作的过程中王某非常注重生动的效果，王某描述："沙盘给了我前所未有的满足感，就像很久没有投入地去玩一次。这几天的复习中，一直在努力使心情放平静，好好地看书，那种感觉是不一样的。开始真的就以回归的心态去对待，心里空白或者说是远离厌烦的烦忧之后，就是找回自己的感觉。"第 5 次沙盘作品：田园风光，展现王某早期依恋的中断，以及王某父母对其只关心学习而不关心他的成长，同时对王某又过度严格地要求，这些都使得王某内心产生强烈的不安全感。沙盘疗法通过建立母子一体性的咨询关系，给来访者提供一个安全和自由的空间，咨询者相信来访者具有治愈和发展的潜能，接纳来访者在沙盘中的一切心象发展变化。来访者的自性原型被唤醒，治愈人格的分裂面，最终走向人格的整合。王某缺乏安全感，而王某在制作沙盘的过程中体验到的是一种安全与受保护的感觉，这本身就是一种治疗。第 6 次沙盘作品：王某摆设了一次争夺战的场面。虽然摆的是一个战争场面，但是王某表示："这次应该说是没有上一次的畅快，因为自己摆的是战争的缘故吧。我可以说起码我找到了摆沙盘的意义，找到了那几十分钟身心愉悦享受的感觉！好久没有过了，好久没有进入那个空间里了。战争，对于我来说没有多么大的意义，只是我知道我要投入的去摆出一个东西，只要是付出努力就行。不再思考它的意义，只是投入感情就好。"这些表明他相比以前的态度有一定的转变，开始注重过程，不过分重视事情的结果。

治疗结束阶段（含 2 次面谈，1 次沙盘）

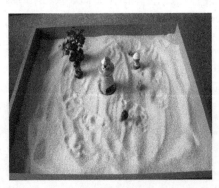

图 3

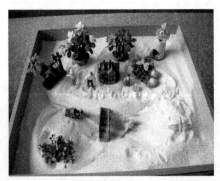

图 4

经过前一段时间的治疗,王某的抑郁水平明显降低,一些完美主义的错误观念有所改变。在咨询结束阶段,王某制作了最后一次沙盘(见图3),沙盘表现的是一个非常和谐的生活场景,在这个场景中有丰富的人物,各种不同的场景,各种不同的动物,鲜花,整个作品丰富而不凌乱,生动形象。最后一次沙盘作品(见图4)展现的生动形象的场景,充分表明了王某已经从自我封闭的圈子中走了出来。王某表示:"要改变自己的状态就是放开内心的束缚和改变自我封闭的状态。""每个人都会有自己的长处,最重要的不是发挥自己的,而是能够以平和的心态欣赏别人的,吸取别人的。这样既可以在虚心学习中提高,更可以一步一步改善以前一种比较扭曲的心态。"这些话表明王某的一些完美主义的人格特点得到了一定的改善,而完美主义正是抑郁的起源。对自己、他人以及学习成绩都有了较清醒的认知,同时认识到做事情需要靠自己,要重视过程,依赖性的人格特点也有一定的改变。在最后一次咨询中采用抑郁自评量表(SDS)对王某进行了测试,测试分数总分:32分,抑郁严重度指数为0.4,诊断结果:无抑郁。同时按照抑郁症的评估标准对王某进行抑郁评估,发现抑郁症状已经基本消失。王某精神状态良好,自己认为可以结束咨询了。综合测试与评估的结果表明王某的抑郁已经基本好转,可以结束咨询。

（十）叙事技术及运用

澳大利亚临床心理学家麦克·怀特及新西兰的大卫·爱普斯顿在19世纪80年代创立了叙事心理治疗。它是一种后现代心理咨询方法,因其不再把人看作问题的中心,而是通过"问题外化"等积极理念,使人变得更自主,从而受到了广泛的关注。叙事辅导是利用叙事特有的建构意义与建构人格的功能,通过引导来访者叙说其个人生活故事达到心理辅导解决问题的目的。

叙事疗法认为,人类活动和经历更多的是充满了"意义"和故事,而不是逻辑论点和法律条文,它是交流意义的工具。人类学家布鲁纳指出:"故事一开始就已经包括开始和结束,因而给了我们框架,使我们得以诠释现在。"当事人在选择和述说其生命故事的时候,会维持故事主要的信息,符合故事的主题,往往会遗漏一些片段,为了找出这些遗漏的片段,咨询师会帮助当事人发展出双重故事。

例如,有学员在叙事治疗中谈到"他的问题故事",而咨询师会引导他说出另一段他自己不曾察觉的部分,进而帮助他自行找出问题的解决之道,而不是咨询师直接给予建议。也就是在咨询过程中唤起当事人生命中曾经活动过的、积极的东西,以增加其改变的内在能量。在叙事心理治疗中,咨询师最常问的一句话是:"你是怎么办到的?"随后,会将焦点放在当事人曾努力过的,或他内在的知识和力量上,引导他走出自己的困境。

叙事疗法鼓励当事人将问题与自己分离,采用"对话"的形式与当事人一起将问题进行客观化和具体化,去想象和建构问题是一个人或一个物,外化出来并为其命名,从而更清晰地察觉其实质和影响力,以下是首次治疗的部分内容。

治疗师:你主要的问题是什么?
来访者:我经常不由自主地"打嗝",让我很苦恼。
治疗师:哦,"打嗝",我们来给它取一个名字吗? 叫"捣蛋鬼"好吗?

来访者:好的。

治疗师:那这"捣蛋鬼"是怎么影响你的呢？

来访者:"捣蛋鬼"带我给许多困扰,总觉得它让大家排斥我,以前读书的时候,"捣蛋鬼"总让我无法专心读书、专心干事,整个心情糟透了。我去过许多医院,但没有改善。我妈和我姐也到处打听解决的方法,但没有结果。我的个性内向害羞,又容易紧张,不善于表达。我有时候越紧张它越捣蛋。只要有人在我旁边,我"捣蛋鬼"就来。所以我特别害怕在公共场合别人点到我的名字。

治疗师:人多就害怕？

来访者:是的,我觉得压力好大,自从有了"捣蛋鬼",我甚至有过想结束生命的念头。因为对我而言,实在很痛苦。每天都要面对它,真的很烦。但是我不能死,我家里还有父母和两个姐姐,他们为我付出太多了。当压力太大了,我就割伤手臂,看着血渗出来,心里突然觉得很轻松。

通过与个案一起分析问题故事和寻找例外经验,使其意识到问题故事存在可改变性,借着发现以前被遗漏和被忽略的事实和环节,找到重写生命故事——替代故事的可能性,对过去问题进行全新角度的内涵诠释,建构起"主动进取的自我"。

(十一)绘画技术及运用

绘画疗法是心理艺术治疗的方法之一,是让绘画者通过绘画的创作过程,利用非言语工具,将潜意识内压抑的感情与冲突呈现出来,并且在绘画的过程中获得疏解与满足,从而达到诊断与治疗的良好效果。可在方寸之间呈现完整的表现,又可以在"欣赏自己"的过程中满足心理需求。其原理是运用投射技术表达潜意识。

作为一种"玄妙"的语言,咨询师可以通过绘画解读其心灵密码,透析深度困扰人们的"症结"。作为心理诊疗的一个有效工具,真可谓"此处无声胜有声,述说不清能看清"用绘画的方法进行诊断和治疗,其功效是巨大独特的。

为什么绘画有着不可替代的功效？

人类先有图画后有文字,儿童也是先学绘画再学文字的。一幅图画胜过千言万语——因为图画传递的信息比语言更丰富,读图是最简单、最直接了解人们内心世界的方法。来访者的任何一个涂鸦,画幅的大小、用笔的轻重、空间配置、颜色、构图等都有着特定的代表意义,都在传递着他的个体信息。

绘画的适用范围:既可以用于团体测试又可以用于个体测试;亲密关系;促进人际沟通;治疗和矫正青少年不良习惯;可以用于门诊、临床以及住院患者的心理诊断;为心理咨询提供相关信息;促进精神病人的康复。

四、团体心理咨询与辅导

(一)团体心理咨询与辅导过程

1.团体心理辅导的概念

团体心理辅导是从英文 group counseling 翻译而来的,而 group 可以译为小组、团体、群体、集体,counseling 可译为咨商、咨询、辅导,所以团体咨询与小组辅导、群体咨询、团体辅导概念相同。从习惯上讲,我国台湾地区多用团体咨商或团体辅导,香港地区多用小组辅导,大陆多用团体辅导或群体咨询。

2.心理团体的分类

心理团体按功能可以分为不同的类型。①"成长性"的心理团体:注重成员的身心发展,协助成员自我认识、自我探索进而自我接纳、自我肯定;注重成员生活知识和能力的充实以及正向行为的建立。学校、监管场所中的心理团体辅导较多是这一类型。②"治疗性"的心理团体:注重成员经验的深层解析、人格的重塑与行为的重建。这类团体活动通常在医疗、监管场所和社会服务机构开展。

3.团体心理辅导的理论基础

群体动力学是团体心理辅导的重要理论基础之一。一个良好运转的团体,具有吸引各个成员的凝聚力。这种力量来自成员们对团体内部建立起来的一定的规范和价值的遵从,它使个体的动机需求与团体目标紧密相连,使得团体行为深深地影响个体的行为。群体动力学的研究者、德国心理学家勒温认为,整体比部分重要,群体作为一种内在的关系组成的系统,其影响力或作用远大于孤立的个体。个体在群体中生活,不仅取决于个体的个人生活空间,而且也受群体心理场的制约。因此,团体心理辅导比个别心理辅导有更大的影响力和更好的辅导效益。

班杜拉在社会学习理论中指出,学习是直接经验学习和间接经验学习的综合,实验表明,观察他人的行为及其结果,有替代强化的作用。人从一出生就处于不断成长及改变自身的过程中。人的潜能随着对社会的适应与再学习而不断增长。在团体心理辅导中提供了有指导的社会学习情境,通过团体的经验与现代心理学智慧,增进个人身心的健康发展。

此外,卡尔·罗杰斯以人为中心的咨询理论,柏恩的交互作用分析理论、社会心理学中关于人际沟通、信息传播、人际吸引等的研究,也是团体心理辅导的重要理论基础。真诚而又温暖的团体气氛有助于人与人之间建立良好的关系,在互相关心和帮助中克服恐惧、焦虑心理,建立安全感;在这样的团体中可以使人更多地开放自己,增进相互了解,在交流中取长补短。

4.团体心理辅导的优点

个别咨询的方式是一个有效的心理辅导途径,但不足之处是耗时多、受众面窄、解决问题单一等。而团体心理辅导能有效克服以上弱点。它是通过设立特定的场景活动,利用团体成员间的互动达到集思广益、互帮互助、提高心理健康水平的目的,非常适合学校心理健康教育工作。

其优点主要有:

(1)适用面广,既可以针对具有共同心理问题的十人左右的小组,又可以针对几十人的发展性群体;

(2)形式多样,生动有趣,有利于吸引学员积极投入;

(3)耗时短,效率高,收效好,每个成员既是"求助者"又是"助人者",可在有引导的相互影响中多视角地学习,有理论,有实践,有体验,有分享,获得多重的反馈,从而产生心理与行为的改变。在团体中不但可以更有效地影响或改变个人的某些自我概念或想法,还可以协助解决原本在个人之间难以解决的问题。

5.开展团体心理辅导的意义

戒毒场所心理健康教育的重要使命在于改善广大强戒人员人格、心理品质,促使其内心世界的丰富、精神生活的充实、潜能的发挥与人生价值的正确体现。从整体上看,大多数强戒人员在心理和行为上表现出一些"问题",其中大部分是成长过程中出现的发展性问题。如生活、工作、学习能力差引起问题,挫折承受力低而导致的情绪易波动等。团体心理辅导应充分地利用现有资源,发挥积极的作用。

6.团体心理辅导的组织与实施

(1)确定团体心理辅导的目标及活动名称

团体目标要注意有针对性,并具有可操作性。

团体名称要有吸引力,积极正向,并能够体现本团体的目的。团体名称不要使用容易出现理解歧义的词句,题目太小或太大都不切合实际。活动名称要符合对象的年龄特点,容易使人接受。针对学员的团体辅导活动名称最好由师生共同制定。

(2)设计团体活动的方案及程序

要注意几个要素:团体成员的特点、团体的规模、团体活动的时间和频率、网体活动的场地、团体活动所需的设备材料。特别要考虑一些常用的团体辅导游戏活动,根据本次设计的目的、人数以及场地器材等情况,需要做哪些变通。

(3)甄选团体成员组成团体

通过海报、广播、报刊等各种宣传途径,让全体学员了解将要举办的团体心理辅导的主题和有关事项,招募团体成员;团体成员的筛选,通过面谈、心理测试结果,筛选确定合适的成员;宣布团体纪律:坦率真诚,保守秘密。

7.实施团体辅导计划

(1)关系建立阶段(一般用1～2次活动时间完成)

运用"群体动力学"理论,创设和谐、温暖、理解的团体心理氛围,使团体成员有安全感、肯定感、归属感。在活动开始,可以设计一些游戏,如"猜猜我是准——将个人的资料做成名片展示并介绍",通过游戏让成员们彼此相识、彼此认同,消除沟通的障碍,引发成员参加团体的兴趣和需要,促进成员参与互动活动。

(2)主题实施阶段(一般用6～8次活动时间完成)

营造充满理解、关爱、信任的气氛,创设特殊的游戏或讨论情境,使成员通过对他人的行为进行观察和模仿来学习和形成一种新的行为方式。成员开始融入团体之中,并找到自己在团体中的位置。他们彼此谈论自己或别人共同关注的问题,分享成长体验,争取别人的理解、支持,利用团体互动,增加对自我与他人的觉察力,把团体心理辅导作为练习和改善自己的心理与行为的实验场所,以期能扩展到社会生活中去。每次活动后,团体指导者还要请成员们做出反馈,及时地交流种种新的认识及感受。

(3)团体结束阶段(一般用1～2次活动时间完成)

经过多次的成功团体心理辅导之后,成员之间已建立了亲密、坦诚、相互支持的关系,对团体心理辅导的结束可能会感觉依依不舍,有的还可能有强烈的情绪反应,因此系列团体辅导要提前几次预告团体活动的结束。要处理可能的分离焦虑,做好结束活动,这对巩固团体心理辅导的成果,是非常重要的一环。我们设计游戏活动的主要目的,是为了使成员能逐步摆脱对团体的依赖,把团体学习成果应用到日常生活中;而团体成员之间在可能的情况下也可以继续保持联系,在必要时可互相鼓励、互相帮助。成长评价也是团体心理辅导结束阶段的一个重要程序,让成员填写"成员评量表",交流个人的心理体验和成长经历。

8.对团体辅导的结果总结评估

对参加团体心理辅导的成员,在团体心理辅导班结束后的一定时间内要做跟踪观察,并得到反馈。通过侧面了解他们的学习、生活、情绪状况,特别是了解他们对团体心理辅导探讨的主题在现实生活中的应用能力。

(二)团体心理咨询与辅导案例

【案例】

提升自信　改善人际

第一部分:团体辅导背景

戒毒、强戒人员是心理问题比较突出的一个群体,在工作实践中,我们发现自卑是困扰强戒人员的一个主要心理问题。

自卑是指一种通过不合理的方式,尤其是过多地与他人进行不科学的比较而产生的自我否定、自惭形秽的心理体验,是一种较低的自我评价。自卑心理对个体的生活和改造有很大的影响,由于其核心信念是消极的,具体到做事情方面,总认为自己"在人际交往方面很差","我的语言表达不行","别人不喜欢我"等。

自卑心理容易引发消极情绪、人际关系障碍等问题。在强戒人员中主要表现为一是对自己的能力、品质等自身素质评价过低,只看到自己的缺陷,没看到自己的优势,特别在意别人对自己缺点的评论,过分希望取悦他人,做事缺乏勇气和信心;二是心理承受力脆弱,经不起较强的刺激;三是谨小慎微、多愁善感,常产生疑忌心理,行为畏缩、瞻前顾后等,总是担心自己的表现是否优秀。这些问题严重影响了部分人员的正常生活和学习。

由于此问题在强戒人员中具有共性,所以应用团体辅导予以缓解和治疗是一种很好的尝试。

第二部分:团体辅导项目的目标

1.通过自我探索的过程帮助成员认识自己、了解自己、接纳自己,使他们能够对自我有更适当的认识。

2.通过与其他成员沟通交流,得到充分肯定,发现更多优点,进一步增强自信;

3.培养成员的归属感与被接纳感,从而更有安全感、更有信心面对生活的挑战;

4.帮助成员澄清个人的价值观,协助他们做出正确评估,并作出修正与提高。

第三部分:对象与方法

筛选方法:做出团体辅导主题公示及计划,五个大队共有 40 人愿意参加并希望得到帮助。

辅导共两次四个单元,每单元一个半小时,由于本次辅导参加人数较多,除辅导员外,另有若干咨询师担任助理。

第四部分:辅导过程

第一阶段:心理破冰

团体心理辅导是由一个典型案例导入,自卑可能导致人生悲剧,并对自卑心理的表现和成因进行详细分析,结合强戒人员存在的问题分析大部分人产生自卑心理不外乎三方面原因:第一缺乏成功的经验;第二缺乏客观的评价和期望;第三消极的自我暗示抑制了自信心。

如何克服自卑提出有效的建议:一是用补偿心理超越自卑;二是用乐观态度面对失败;三是用实际行动建立自信。

虽然大部分强戒人员接受过心理健康教育,但对于自身存在的心理问题很多都不曾认真面对,缺乏必要的理论知识和自我认识,此次专题讲座主要目的是改变强戒人员对自卑心理的认识,剖析自身自卑心理形成原因,为开展下一步团体辅导工作奠定基础。同时通过此阶段的引导,使强戒人员建立对辅导老师的专业信任感,引导他们对本团体产生一种归属感,建立一种安全、开放、互相支持的氛围。

第二阶段:重塑自信

第一步:戴高帽子

目的:通过强戒人员相互间的赞赏活动,学会如何积极评价自我或他人,学会欣赏他人,并感受自己值得赞赏的优点,感受被他人赞赏的快乐,通过学习与训练,增强自信,克服自卑,更好认识自己。

时间:约40分钟。

咨询师引导:着重引导强戒人员通过赞赏别人,用他人赞赏的方式进行积极暗示,注意启发强戒人员尽可能去赞扬性格内向,容易自我否定的学员,从相貌、性格、品行、能力和特长还有人际关系给予他们充分肯定,使他们在轻松愉快的氛围中去体验和感受乐趣,并知道今后如何克服自卑,树立自信心,同时达到扩大参与的目的。

具体操作:以班组为单位,分成若干小组,请一位成员站在团体中央,其他人轮流说出他的优点及欣赏之处(如性格、相貌、处事、品质等)。然后被称赞的成员说出哪些优点是自己以前察觉的,哪些是不知道的。每个成员到中央戴一次"高帽子"。规则是必须说优点,态度必须真诚,努力去发现他人的长处,不能毫无根据地吹捧,这样反而会伤害别人。

活动时需注意的问题:参加者要注意体验被人称赞时的感受,自己是不是还有很多优点?

参与者反映:肖某某一直是个性格内向,不愿意参与任何活动的强戒人员,游戏之后有很强烈的感受:我总以为自己长得不好看,什么特长也没有,一直很自卑,走路都没有抬头的好习惯,今天的活动让我听到了同伴们善意、真诚的赞扬,就连我平常做的一件小事大家都记得,让我觉得自己是一个很有价值、很细心的人,我要尝试做最好的自己。

强戒人员王某从小就是孤儿,被亲戚邻居养大,性格孤僻,不喜欢与人交流,不合群,通过带"高帽子"活动有了群体归属感,称"感觉温暖",对于原来的错误认识有了修正。

强戒人员卿某某,性格开朗,语言表达能力强,擅长唱歌跳舞,一直是各种活动的中心人物,通过此次活动能感受到自信是自己树立的,也是别人给予的,同时肯定别人、赞赏别人也会给自己带来愉悦心情,表示今后要多给别人善意的表扬。

共识:"戴高帽子"的团队游戏,使每位强戒人员有了做一次"主角"的机会,受到了极大的关注,在赞赏别人的过程中,学会了观察与分析,看到了他人的优点,在被赞赏中重新认识自己,悦纳自己,提升了自信。

第二步:埋葬"我不能……",重塑自信

目的:消除强戒人员对自身问题的顾虑和自卑,打破自卑束缚,做自信的我。

时间:30分钟。

咨询师引导：针对每个人的不同情况，引导其发现容易困扰自己的问题，并形成文字，重点是运用案例讲解积极心理暗示对工作、生活的促进作用，并学会运用这种方式提高自己的人生质量。

　　具体操作：每人发纸条若干，做好充分的心理疏导工作，引导强戒人员写出认为自己不自信或有顾虑的事情，依次交到课桌上的封闭纸箱，把自己所有的"我不能……"交给辅导员，针对团队成员上交的"我不会唱歌"、"我不能大声表达自己观点"、"我不能完成生产任务"等诸多不能，由辅导员进行当众销毁，并向他们介绍前世界重量级拳王乔·佛雷基的座右铭：我能行！用"我能行"代替"我不能"的积极心理暗示，并鼓励强戒人员也学会对自己说："我能行。"为增加现场氛围，由辅导员向强戒人员提出若干问题，让强戒人员用"我能行"的话语回答，进行积极的自我暗示，如：

　　"学习，你能行吗?"(辅导员)"我能行"(强戒人员)

　　"劳动，你能行吗?"(辅导员)"我能行"(强戒人员)

　　"唱歌，你能行吗?"(辅导员)"我能行"(强戒人员)

　　"克服困难，你能行吗?"(辅导员)"我能行"(强戒人员)

　　"面对挑战，你能行吗?"(辅导员)"我能行"(强戒人员)

　　"承担责任，你能行吗?"(辅导员)"我能行"(强戒人员)

　　"你相信自己吗?"(辅导员)"我相信"(强戒人员)

　　参与者反映：强戒人员李某某感想中谈到"从来没有参加过这种形式的活动，感觉很新鲜，也很受激励，仿佛真的就把我不行的事情扔掉了，剩下的是一个崭新的自己。"

　　共识：通过此次活动，大部分强戒人员认为激发了自己做好事情的激情与信心，对于自己认为做不好的事情有了克服困难的勇气，由尝试性回答问题到自信地大声回答问题，感受到积极心理暗示的作用。

　　第三阶段：探索自我

　　完成家庭作业：我喜欢我自己。利用纸笔用文字写下自己的优点及自己最骄傲的地方，要求最少写出三个优点，字数在200字以上，并运用具体事例论证。考虑强戒人员文化程度普遍偏低，还配发了参考内容(内容附)，大部分成员兴趣较高，称从来没想过和做过这种要求的题目，愿意分析自己，作业上交情况较理想。

　　参加上课的40名团体成员作业整体情况分析：一是有17名强戒人员提到对自己的生理特征(身高、体重、体形)的自信，这些强戒人员在日常改造中，态度积极，有竞争意识，表现优秀。

　　二是有13名强戒人员涉及对自己的心理特征(兴趣爱好、能力、气质和性格)的描述，这部分强戒人员文化程度偏高，能进一步思考问题，注重自己内心的完善，善于学习。

　　三是有6名涉及自己与他人人际交往问题的认识，这部分强戒人员人际关系比较和谐，性格开朗，有一定的组织能力。

　　四是有4名强戒人员文字较少，只是完成选择项目。这部分强戒人员文化程度偏低，理解力差，性格内向，不善表达，改造缺乏积极主动性。

　　附：我认为我……

　　乐于助人；书法好；快乐；诚实；爱劳动；能干；有礼貌；整洁；宽容；虚心；合群；不怕困难；勤奋；友善；不怕吃苦；聪明；有同情心；有进取心；记忆力好；身体健康；兴趣广泛；自觉；幽

默;做事认真负责;体育很棒;勇敢;耐心;绘画好;写作能力强;口头表达好;唱歌好;组织能力强;开朗乐观;

第四阶段:总结结束阶段

目的:通过引导,促使强戒人员反思自我,发现自己在生活中的积极因素,最后达成了这样一个共识"我可能在某些方面不如别人,但这不会影响我的生活,只要我努力去做,会比现在更好"。

辅导老师引导:总结本次活动的进展情况,肯定了强戒人员的积极表现,引导大家全面分析本次活动的成果,并将此次活动的积极作用运用到以后生活中,鼓励大家尝试走出自卑的误区,学会欣赏别人,悦纳自我,发现自己长处,记住今天拓展中的一小步将会是我们人生中的一大步。

共识:团体辅导帮助强戒人员重新客观地认识自己,提高自信心。本次活动中的游戏使得强戒人员由浅及深地认识自我,有机会重新对自我进行反思。特别是活动后的分享,组员间的经常给予积极的、正面的反馈,使强戒人员可以有另外新的视角来看待自己,发现自我的优势,提高自信。

第五阶段:效果评估

观察发现大部分强戒人员通过团体活动,从言行到心理状态都有了明显变化:心理破冰期,大部分组员都低着头,面部表情比较压抑和谨慎,话语不多。随着活动的进行和深入,强戒人员们逐渐活跃了起来,表情放松了,话语增多了,特别是在家庭作业中对于自我认识有了很多积极性因素。整体看来,组员们通过团体辅导活动,增强了自信心,变得较为积极主动地与他人交流,开放性越来越明显。

强戒人员的自我总结:绝大部分强戒人员都认为自己有明显的变化:心情比以前好;自信心增强;不再苛刻地要求自己了;愿意尝试着去和别人交流;对未来充满了希望。

第五章　强制隔离戒毒人员戒毒心理与矫治

第一节　强制隔离戒毒人员戒毒心理矫治

对强戒人员的心理矫治目标,是要消除其偏差人格,纠正其不正确的意识和行为,促使强戒人员的心理恢复健康,并在此基础上戒断毒瘾。这个目标的实现需要经过一个较长时间且复杂的过程,需要借助各种心理矫治方法,分层次、分阶段地来完成。

一般来讲,对强戒人员的心理矫治必须经过三个阶段,即心理诊断阶段、帮助和改变阶段、结束阶段。在心理诊断阶段,矫治的主要任务是对强戒人员的问题进行确认,弄清到底是什么原因使得其难以戒除毒瘾,并针对问题制订矫治的目标;在帮助和改变阶段,其主要任务是帮助强戒人员改变对毒品、毒瘾和戒毒等问题的认知,并帮助他们改变在戒毒过程中的情绪或行为;在结束阶段的主要任务是帮助强戒人员巩固矫治成果,使之适应结束阶段情况,即在没有心理矫治的帮助下,也能控制自己,不再接触毒品。

一、戒毒心理矫治的基本目标

药物依赖治疗是一个较长时期的过程,是指利用各种条件,纠正其心理行为障碍,提高其生活能力,使之最终摆脱毒品,适应社会生活,而不是简单地打破他们与毒品的联系。因为依赖者长期使用毒品,可以出现情感、思维和行为模式的改变,包括与毒品相关的态度、信念、价值观和行为等。因此不仅要关注依赖者与毒品,还要关注他作为"人"的各方面的改变;不仅要关注药物依赖本身,更要关注药物依赖的人。药物依赖者康复的目标一般可分为短期、中期与长期目标,短期目标主要是通过治疗达到脱离药物的目的;中期目标是改善社会适应能力,减少犯罪,提高就业能力;长期目标是保持长期操守,保持亲社会的态度及价值观,使其重返社会生活,从事正当的职业。

（一）激发强戒人员戒毒动机

戒毒的内在动机是改变药物滥用行为的关键,因此戒毒心理矫治的首要目标就是帮助强戒人员认识到毒品依赖对自己的生活造成的危害,戒毒将给自己的生活带来的积极意义,帮助其解决对戒毒矫治的矛盾心理,激发其戒毒的内在动机。

（二）提高强戒人员治疗的依从性

戒毒心理矫治可以帮助强戒人员改变对矫治的态度与不正确认知及如何应对矫治过程中出现的种种问题,来提高矫治的依从性,提高矫治效果。

（三）提高强戒人员对毒品的抵抗能力

强戒人员脱毒后心理渴求非常强烈，外在应激事件、情绪不良、家庭、失业等问题如不能有效应对，都可导致复吸行为，因此戒毒心理矫治的目标之一就是提高强戒人员应对这些问题的能力，出所后能有效抵抗毒品的诱惑。

（四）改善强戒人员的家庭关系

毒品成瘾后严重影响了家庭关系，家庭成员因曾受到强戒人员的伤害而对其失去了信心和信任，家庭成员之间缺乏交流与沟通，经常互相埋怨、伤害，甚至家庭破裂，这些都不利于戒毒康复。戒毒心理矫治需要帮助强戒人员改善家庭关系，与家庭成员重建相互信任与理解的关系，争取家庭成员的支持，帮助其保持戒断状态。

（五）心理行为矫正

强戒人员因长期滥用毒品出现一系列心理行为问题，如情绪不稳、悲观、自卑、冲动易怒等，应采取相应的心理行为治疗对这些问题进行矫正，使强戒人员逐步走向康复。

（六）提高强戒人员的心理技能

强戒人员因缺乏应对挫折与压力、调节自我情绪、做决策与解决问题、自我认识等方面的心理技能而依赖毒品，戒毒后又因缺乏这些心理技能而复吸，因此对强戒人员进行心理技能训练，以提高对毒品的抵抗能力。

（七）复吸的预防

戒毒后有许多因素都可能导致复吸，戒毒心理矫治的一个主要目标就是针对复吸的心理社会因素进行相应的干预，降低复吸的可能性。

（八）建立社会支持系统

调整强戒人员的生活环境，动员家庭和社会力量积极参与，建立社会支持网络，为强戒人员创造相对良好的康复环境及氛围。

（九）重建强戒人员健康的生活方式

强戒人员过着以毒品为中心的生活方式，生活无规律、昼睡夜醒、饮食无规律，孤僻懒散，对家庭和社会缺乏责任心，有多种反社会行为，多与毒友或贩毒者交往，缺乏健康的社交活动与社交圈，生活在主流社会的边缘，过着与健康人完全不一样的生活方式。如果这种生活理念不改变，是无法戒毒成功的，因此，戒毒心理矫治应该把重建健康的生活方式作为一个重要的目标。

（十）重塑强戒人员的人格

强戒人员人格发生改变，除了毒品别无所求，人格衰退，缺乏正确的道德观，没有责任心，自私狭隘，使得正常人不愿意与其交往。这些均不利于强戒人员康复，因此应对其进行心理矫治，矫正其不健康的人格，重塑健康人格。

二、戒毒心理矫治的主要方法

（一）戒毒动机强化疗法

戒毒动机强化治疗是基于毒品依赖特殊性发展起来的，对于其他心理行为问题，心理治疗师要求来访者能认识到自己有心理问题而前来求助，即要求对方具有"治疗动机"是进行心理治疗的前提，如果来访者没有"治疗动机"，再高明的心理治疗师也无能为力。但大多数强戒人员并没有很强的"戒毒动机"，在面对缺乏"戒毒动机"的强戒人员时，就需要特别的治疗技巧。动机强化治疗就是针对毒品依赖这一特点而发展起来的,指采用一定的治疗策略强化戒毒者做出改变自己吸毒行为的动机,帮助戒毒者认识目前存在的或潜在的问题,并帮助他们去处理这些问题。动机强化疗法特别适用于那些不愿意改变自己或对是否改变自己犹豫不决的强戒人员。它强调个体对自己将来的行为具有选择的权利和责任,其工作重点是启发强戒人员对问题的关注,而不是告诉他们应该关注什么;探索和反馈患者的感觉,而不是给他们贴标签或加以纠正。

（二）戒毒认知行为治疗

认知行为治疗是根据认知过程影响行为的理论假设,首先通过认知和行为技术改变患者的不良认知,从而矫正其不良行为的一种心理治疗。对强戒人员的认知行为治疗,其理论基础是通过识别和改变强戒人员不合理的认知,来减少或消除不良的情绪或行为(如毒品滥用),其治疗的主要目的在于改变导致强戒人员适应不良行为的认知过程,对导致毒品使用的一系列事件进行干预,帮助患者有效地应付对毒品的心理渴求,培养远离毒品的各种技能。主要原则有认知作用的解释、治疗的基本原理、每个阶段的目标确定、改变强戒人员毒品使用的不良思维方式。在治疗过程中采用大量的策略,如不良认知的识别、荒谬信念的纠正、自我监督、指定作业的评分、自信心的训练、放松训练以及一些社会化的问题(如保持工作状态、休闲时间的利用等)。这些干预方式与策略并不是一成不变的,应根据患者自身实际情况灵活应用。治疗的最后问题是复吸、反社会行为的处理及强戒人员的自我控制等。

（三）行为疗法

行为疗法是基于实验心理学的成果,应用行为医学的某些理论(如经典条件反射、学习理论、强化作用、操作条件反射等),帮助强戒人员消除或建立某种行为,从而达到戒毒目的的方法。操作行为疗法:是指通过奖励强戒人员表现出所期望的行为(如依从于矫治)和惩罚强戒人员所表现的不被期望的行为(如与复吸有关的行为),来达到消除成瘾行为的目的。如用“奖分”、“罚分”制度,强化强戒人员保持戒断状态。

（四）线索暴露疗法

线索暴露疗法主要帮助强戒人员有效地应付心理渴求,促进其戒断毒品的行为。心理渴求是导致吸毒者复吸行为的最主要的触发因素之一。这种疗法主要用于静脉注射的强戒人员,主要是逐步对诱发药物渴求的有关线索(如注射器)进行脱敏,其主要目的是说明渴求可以随时间的推移而减轻,并且能够通过训练而加以控制,从而在心理上逐步改变强戒人员对渴求的一些错误观念;同时可结合场景的回避(回避与吸毒有关的场所、人物和注射器等)、放松技术等来减少渴求感,从而降低复吸率。

（五）应付应激训练

强戒人员因长期吸毒行为给自己与他人的生活带来了许多影响,戒毒过程中需要面临更多来自日常生活与社会的压力和应激事件。将心理治疗和应付应激的技巧相结合应用于依赖行为的咨询服务,以维持和提高强戒人员戒除成瘾行为的动机,建立和维持操守,培训应对技巧,最后消除想要使用成瘾毒品的冲动。毒品依赖具有生物、心理及社会学病因学基础,强戒人员可能缺乏有效的应付方式而滥用毒品,因此应对其提供学习如何有效解决问题的机会,以打断吸毒的恶性循环,预防复吸。

（六）个体治疗或咨询

个体治疗或咨询是咨询师和强戒人员一对一,在安静、安全、相对独立的空间中,针对其个人的心理问题进行咨询的形式。个体咨询是心理咨询的基本和主要形式,它给强戒人员提供了极大的心理空间,可以让其充分地诉述心中的烦恼和困惑,有利于咨询师对强戒人员进行直接、准确的观察。在个别治疗或咨询形式中可采用不同的理论取向的治疗,如动机强化治疗、认知治疗、行为治疗、心理动力治疗等。治疗早期一般是以建立治疗性关系,激发戒毒动机为主,治疗后期主要是以应对外在压力、预防复吸训练、建立家庭社会支持、重建信任、人格完善、职业咨询、精神支柱、回归社会等内容为主。

(七)集体治疗或咨询

集体治疗或咨询相对于个体治疗或咨询而言,是指以小组为单位进行心理治疗的形式。由具有相似心理问题的强戒人员组成一个咨询小组,通过集体内个体间互动,促使个体在交往中观察、体验、学习、认识和改善与他人的关系;学习新的待人接物态度和合适的行为方式,培养良好的社会适应能力。毒品成瘾集体治疗可提供积极的同伴支持与保持操守压力;减少强戒人员共同存在的孤独、无聊等情绪;看到他人的康复,激励希望与信心:"如果他能做到,我也能";并提供小组外支持与鼓励。在集体中可以促进其学习如何应对毒品滥用及其他问题,如人际关系、工作、家庭等。集体治疗还可对新的康复学员提供许多有用的信息;对成员的价值观与能力提供反馈,矫正不良的行为与认知;提供家庭样环境,学习如何与家庭成员相处,当成员遇到困难时,提供鼓励、教练、支持、强化,在集体环境中学习社交心理技能,替代毒品使用。集体治疗可以培养强戒人员的责任感与纪律性,对毒品滥用的相关问题,如抑郁、焦虑、孤独、羞耻感、病态人格等也有效果。

(八)人格矫正治疗法

强戒人员的不良习惯与其人格结构、生活环境是具有密切关系的,不改变这两个因素,戒毒效果难以保证。人格矫正治疗法,是针对吸毒成瘾者心理分析从人格结构内部着手,如习惯、性格、能力等方面,通过控制它们,来达到塑造新人的作用的一种心理矫治方法。

对强戒人员的心理矫治方法多种多样,必须因人而异。为了使矫治活动收到较佳的效果,还必须对其辅以心理健康活动,如开展普及性的心理健康讲座,以帮助他们了解心理问题的症状及其危害,引导他们树立正确的心理咨询观念,从而自觉投入到心理矫治活动中去;创建各类心理活动小组,配合心理咨询室开展一系列有益于强戒人员身心健康的自由活动,利用强戒所内的广播、报刊、板报、电视等宣传媒体,普及心理健康知识,强化强戒人员的自我参与意识,在活动中康复自己的心灵,增强自信,陶冶情操,戒除毒瘾。

第二节　强制隔离戒毒人员戒毒动机强化矫治

一、动机强化治疗的理论基础

强戒人员因长期使用毒品导致一系列心理、行为及人格改变,对毒品依赖的矫治是一个漫长而复杂的过程,需要矫治者与强戒人员双方付出许多时间与艰辛的努力。动机强化治疗认为:强戒人员的内在戒毒动机是发生改变的真正动力与关键因素。强戒人员的戒毒动机不是指其内在拥有的某种特征,不是固定不变的,而是表现在戒毒者的态度、认知、情绪及行为的改变过程中。戒毒动机是多维度的、动态变化的。外在因素如环境、家庭、治疗等可以影响其戒毒动机而促进改变。动机强化治疗者主要扮演激发者的角色,兼做教育者和合作者,其目的是应用一定的心理治疗技术来激发强戒人员自身的改变动机,然后制定计划,采取行动改变的过程。

二、药物依赖者戒毒康复的过程

药物依赖者的康复过程是一个长期的过程,需经历不同的阶段,美国心理学家根据药物依赖者的内在动机把戒毒康复过程分为以下六个阶段:

(一)不考虑改变阶段

在药物依赖早期,吸毒者认识不到吸毒的危害,因此不考虑改变自己的药物滥用行为;在药物依赖后期,吸毒者否认吸毒对自己生活的影响或不相信自己能康复,而不愿意改变自己的行为。

(二)考虑阶段

当药物依赖的后果越来越明显时,认为自己有问题,需要改变,处于矛盾阶段,并反复考虑是否改变。

(三)准备阶段

药物依赖者经过反复考虑,认为必须改变自己的行为,开始准备改变,做出具体的行动计划,如收集戒毒治疗方法及治疗机构的信息,对治疗时间、治疗费用、家庭事务等进行安排,为治疗作充分准备。

(四)行动阶段

药物依赖者做好戒毒准备后,采取具体的行动来改变自己的吸毒行为,如求助于专业机构及专业人员进行戒毒治疗,或者自己采取其他方法戒毒,停止药物滥用行为。

(五)保持阶段

药物依赖者经过努力,采取一系列行动改变了药物滥用行为,如经过脱毒治疗停止了吸毒,但如何保持已发生的改变是治疗成功的关键,也是对药物依赖者康复的最大挑战。

(六)复发

药物依赖者虽然经过种种努力,但因为各种原因又开始药物滥用的行为。

每个药物依赖者所经历的康复阶段、处于每一阶段的时间均不相同,并可多次循环经历这些阶段,所处的阶段及时间与药物依赖者心理、生理、家庭、社会等多种因素及治疗模式有关。有的药物依赖者长期打算戒毒而不采取行动,有的一旦认识到吸毒对自己的影响便努力改变自己的行为;有的药物依赖者戒毒治疗后保持很长时间才复吸或者保持长期戒断状态,有的戒毒治疗后短期内即复吸,复吸后又重新回到第一个或者第二个康复阶段,循环经历改变的阶段;大多数药物依赖者可能要经过多次循环才能最终成功保持戒断状态。药物依赖康复的过程是一个螺旋式上升的过程,过程中可能会经过多次反复与倒退,药物滥用者要不断总结经验、吸取教训,直至最后成功。

三、戒毒动机改变过程与策略

(一)认识过程

主要强调强戒人员的内在态度与认知过程,即如何看待自己的问题。增强意识、突然觉醒、自我再评估、环境再评估、改变社会环境策略等均可促进强戒人员改变其认知过程。

（二）行为过程

主要侧重于强戒人员的行为和行动，在改变过程中更为重要，控制促发因素、应对条件反射、行为强化、坚信自我、帮助支持系统等策略可影响强戒人员行为改变的过程。治疗师可通过许多策略来促进强戒人员改变自己的认识与行为过程，这些策略包括：促动性交谈技巧、心理教育、澄清价值、决定权衡、解决问题、设定目标、预防复发计划、果断性训练、角色扮演、认知技术、调整环境、角色澄清、行为强化、加强社交技能、澄清需求、评估和反馈等。由于强戒人员处于不同的康复阶段，治疗师应根据强戒人员所处的不同阶段采取不同的促进改变的策略，即必须在正确的时间提供正确的帮助，才能成功促进其改变。例如：对于一个尚未认识到自己的问题、没有治疗动机的强戒人员，可用促动性交谈、澄清价值、决定权衡等技巧来帮助其发现并认识到自己的问题，进而采取行动改变自己；对于一个戒毒动机强、处于行动阶段的强戒人员，应该采用预防复吸、行为强化、社交技能训练等来帮助其保持戒断状态。

四、戒毒动机强化治疗的步骤

动机强化治疗强调改变的主体是强戒人员本人，关注强戒人员自身的能力与长处，以强戒人员为中心，强调强戒人员的选择与个人改变的责任，肯定自由选择，支持自信，鼓励对改变的乐观看法，强调从强戒人员那里激发个人目标。戒毒动机强化治疗的步骤可总结为：①反馈：通过对强戒人员药物使用的方式与相关问题进行评估，个体化反馈信息；②责任：尊重强戒人员自己选择，改变是强戒人员自己的责任；③对改变的建议：以非评判性方式对改变提出建议；④改变菜单：为强戒人员提供一切可供选择的治疗方法；⑤通情咨询方式：强调热情、尊重、理解；⑥建立自信或者乐观：建立自信与乐观情绪来鼓励改变。

五、促动性交谈

促动性交谈是戒毒动机强化治疗很重要的一种心理咨询策略，它不仅是一种咨询的技巧，还是一种与来访者的交往方式。治疗师需要与强戒人员建立一种信任、合作的治疗关系。促动性交谈的基本原则有：表达通情、呈现差距、避免争论、化解阻力、支持自信等；促动性交谈的技术要点有：开放式提问、积极倾听、找到切入点、支持肯定等。在帮助强戒人员的过程中，治疗师接纳、理解对方的感受与需求，通过与患者共同探索其内在的动机与价值观来解决其矛盾心理，引导强戒人员自己发现问题并认识到改变的必要性，并帮助其选择如何解决问题的方法，强调激发强戒人员积极改变自己的内在潜能，许多研究证实是一种很有效的干预策略。

第三节　强制隔离戒毒人员预防复吸训练

一、复吸的原因

强戒人员回归社会后，常常由于自己的意志不坚定，自控能力差，主观戒毒信念发生动摇，毒友的诱惑、腐蚀等原因导致复吸，原因非常复杂，总结如下：

（一）心理渴求

强戒人员戒毒后很长一段时间内心对使用毒品仍具有强烈的渴求感，难以克制，这种渴求感会驱使吸毒者寻求毒品。另外，吸毒相关环境刺激可激发强戒人员出现强烈的药物渴求而导致复吸。

（二）文化素质与人格因素

文化程度低、失业等因素与复吸有着明显的关系。有学者发现，具有这些特征的个体往往自尊心较低，解决问题的策略也较少。低自尊人格者更容易滥用毒品，而毒品滥用又可进一步加重其自尊心的降低。在不良家庭环境中长大的人，容易产生自我挫败人格特征，而这种自我挫败人格特征能加速成瘾形成。

（三）戒毒动机

戒毒康复是一个需要意志活动参与的过程，一名吸毒者的戒毒动机和决心对是否复吸有很大影响。临床上发现，在治疗初期，出于各种各样的原因（如因毒品依赖造成的躯体并发症及不良社会后果等），许多人戒毒的决心很大，动机也很强。但若干时日之后，依赖者会渐渐忘却药物造成的不良后果，"好了伤疤忘了痛"，决心及动机往往会逐渐淡化，而记忆中药物所致的愉悦、欣快体验则逐渐显露出来，最终可使个体产生"再来一次"的想法。总之，毒品依赖者的决心总是处于波动状态，不断地权衡利弊，不断地处于与自己斗争的过程。

（四）情绪状态

有研究发现，强戒人员中抑郁症的现患率及终身患病率均高于一般人群，未达到临床诊断的情绪障碍者更多。还有研究提示，强戒人员的情绪障碍可影响矫治的预后，增加复吸的可能性。

（五）生理因素

在生理因素方面，研究最多的是稽延性戒断症状。有学者认为稽延性戒断症状是影响复吸的主要因素之一。所谓稽延性戒断症状，即在急性戒断症状消除后，毒品依赖者仍有各种不适主诉，如顽固性失眠、食欲差、全身无力、忽冷忽热、易出汗、肌肉关节酸痛、情绪恶劣等，其表现形式、严重程度和持续时间因人而异，且有些症状可能持续相当长的时间。这些症状可能强化机体对毒品的渴求，加重主观上的无助感，同时也妨碍应付渴求策略的形成。

（六）社会因素

有学者认为，个体对毒品的生理和心理依赖是复吸的内因，复吸的外因是社会因素，它是复吸发生的条件和场所，在影响复吸的诸多因素中占主导地位。

（七）既往同伴的影响

强戒人员出所后与既往吸毒同伴交往，容易得到毒品，这是复吸的重要原因之一。许多强戒人员都曾有过这样的教训：自己回到原先的吸毒同伴的群体中，便难以抵御同伴吸毒的诱惑，禁不住"再来一口"，从而再陷泥潭。而一些戒毒成功的案例也说明，要想在较长时间内不复吸，就得断绝与既往吸毒同伴的联系，脱离曾经的吸毒环境。

（八）社会支持

家庭是应付应激和获得社会支持的主要场所，家庭氛围和完整性影响家庭支持的强度。一个家庭有成员吸毒，必然对家庭中其他成员的身心健康产生不良的影响。研究发现毒品依赖者除了社会支持较正常人少外，婚姻关系不稳定者所占比例较大，而婚姻关系恰恰是最重要的社会关系之一,配偶生活上的关心、物质上的支持和精神上的安慰本身便是社会支持的重要内容。因此增强强戒人员对吸毒造成的婚姻、家庭和社会危害的认识,并有意识地去减少这些危害,争取家庭和社会的信任与支持,建立相对完整的社会性支持网络,可以大大降低复吸率。

二、复吸的认知行为模式

(一)高危情境

通常有以下危险情境:处于熟悉的、与用药有关的环境中;体验到负性情绪;过度愉快的体验;感到无聊;使用兴奋剂状态;体验到躯体的痛苦;渴求感;突然拥有许多现金;认为偶尔用一次药没有关系等。

(二)自我效能理论

自我效能是个体对有效地控制自己生活某方面的能力的知觉或信心。一个操守者如果具有较高的自我效能,改变的动机就会较强。如果个体能够在高危情境下完成一次有效的应付反应,他的自我效能感就会提高,复吸的可能性就会降低;如果没有恰当地进行应付,自我效能感就会降低,会感到无助,进而反复用药以获得即刻的满足,导致完全的复吸。

(三)破堤效应

破堤效应是与复吸相关的认知—情感反应,关系到最初的偶吸能否导致完全的复吸。破堤效应前提是患者承诺保持绝对操守,将"不再犯"的规则绝对化,规则过于苛刻,坚信使用药物是不可接受的,认为绝对不能犯错误,一旦越界,会感到非常可怕,难以接受内心的冲突。为了降低这种负性情绪,就会倾向于过去一贯采用的不良应付方式——继续吸毒,并将自己重新定义为无助的依赖者,不再进行任何努力。一次偶吸会通过破堤效应导致完全的复吸。破堤效应越强烈复吸的可能性就越大。破堤效应的产生与患者固有的归因方式有关。如果个体将偶吸归因到个人内在的、稳定的和普遍的因素上,做悲观的归因(如认为自己缺乏意志),就容易发生破堤效应;如果个体将偶吸归结于外部的、暂时的、特殊的、可控的因素上,做乐观的归因(如将偶吸归因为自己一时的对高危情境应付的失败),产生破堤效应的可能性就会降低,个体就会继续保持一种自我控制感。

(四)看似无关的决定

当强戒人员完成脱毒成功以后,具有较高的自我效能感,对成功地保持操守有正性的期望。但是不久,开始做一些"小小的决定",如果认识不到并及时制止,就会从操守发展为复吸。这些决定称为看似无关的决定。常见的有:主动暴露到危险环境中(我只是随便拜访他,我不认为他还在吸毒)检验自己拒绝诱惑的能力(我觉得我能应付)、把自己的操守建立在别人的行为上(只有父亲不管我,我才开始戒)、坚持要呆在危险环境中(看看戒毒是否有效)。这些看似无关的决定是非常危险的,是一种常见的导致高危情境的心理过程。这是一个自我欺骗的过程,戒毒者不清楚这个过程,经常在无意识的情况下进入高度危险的场景,无意间导致功亏一篑。

三、预防复吸训练的主要内容

预防复吸训练的主要目的是让强戒人员学会识别导致自己复吸的高危情景并改变导致复吸的错误认知,学习有效应对高危情景的方法,提高自我效能,防止复吸。主要包括以下一些内容：激发改变动机；明确个人的高危情境；学习应付高危情境的技能；学习放松和应激处理技能；思考成瘾活动即刻和延迟效应；如果发生偶吸，应采取什么样的行动；通过认知训练控制行为；如何应对心理渴求；改变自己的生活方式，发展替代成瘾的行为；建立复吸警报系统，及时发现复吸的危险信号；建立支持系统等。

（一）准备阶段

采用动机强化访谈方式增强强戒人员的治疗动机，减少强戒人员对改变行为的阻抗和疑虑，将可能存在的问题简要地呈现在其面前，如习惯行为、危险因素、长期后果、家庭状况等。不要只停留在问题的表面，而要讲清楚复吸的危险和后果，增强强戒人员对问题的认识，让其自己做出思考和选择，以使他能够顺利完成维持治疗。

（二）确认高危情境

确定哪些是该强戒人员的高危情境，并对该情境下的危险性进行评分；每天进行自我监控，明确那些潜在的威胁（如不良情绪、朋友的危险邀请等）；强戒人员根据录音或录像中的高危场景，描述自己认知和行为上的反应，评估自己有多大的信心拒绝诱惑（自我效能评分），并对在高危情境下的应付技巧进行自我评判。

（三）应付技能训练

针对各种特定的高危情境，运用恰当的应付行为。常用的方法包括控制刺激因素，减少暴露在高危情境下的机会；尽量回避与不良行为有关的场景；通过角色扮演演练如何果断地拒绝朋友的引诱；停止复吸幻想，教会强戒人员识别渴求感伴随的复吸幻想，大声或在心里说"停！"，打断幻想；携带"渴求锦囊"，在产生渴求感时帮助进行自我控制。

（四）认知重构

治疗上通常采用认知重构技术来对付偶吸后的归因和情感反应。将对偶吸内在、稳定和普遍的归因方式重构为外在、暂时和特殊的归因方式。例如，偶吸很类似于学习过程中的失误，可以将"偶吸"重构成"一次错误"，还有机会重新进行正确的学习，以此替代"完全失败"的归因。鼓励患者将偶吸等同为"失误"，将"失误"和"失败"的体验区别开来。认知重构的内容包括：将偶吸反复归因为外在的、特殊的和可控制的因素（要将可控制因素具体化，如可以通过主动回避来控制）；偶吸可以转化为不吸而不是复吸，要强戒人员偶吸后不复吸，就能保持戒断状态；不管偶吸发生与否，预防复吸的目标是唯一的，即预防下一次偶吸或复吸。

（五）建立新的健康生活方式

健康的生活方式对患者保持长久的操守非常重要。在外界的要求和个人的追求之间达到平衡，就是一种健康的生活方式。如果生活的"应当"超过了"想要"，个体就会有被剥夺感；如果"想要"超过了"应当"，就会导致自我沉溺和追求即刻满足。在治疗中，鼓励患者去参与一些替代活动，如冥想、放松或跑步，有助于改善旧有的生活方式。这些替代活动如果变成了他们"想要"的，就会成为一种健康的"成瘾行为"。健康的成瘾行为必须具备五个条件：能够独自操作；能够轻松操作；对个人有短期和长期的益处；可以稳定参与，一段时间后能够有进步感；操作时不会有自责感。

（六）建立社会支持系统

很多强戒人员坚持认为他们完全能够自己控制康复过程，这是错误的想法。强戒人员必须去努力学会建立外在的社会支持系统，这是行为管理计划的重要组成部分。支持系统是与强戒人员有亲密关系的人组成的一个小组，包括父母、配偶、朋友、同事和医生等。他们要学会通过支持、提醒和礼貌的对质，一起来帮助强戒人员维持操守状态，支持系统是干预的第一道关口。

戒毒人员防止复吸的综合措施主要有：深刻认识毒品的危害性，时刻用"吸食毒品，害人害己"、"莫沾毒品，莫交毒友"、"吸毒是自残自杀，戒毒是唯一出路"、"我要戒毒、成功戒毒"等警示语言提醒自己，坚定信心，坚决戒毒；远离毒友和吸毒环境，时刻告诫自己坚决不再吸第一口；养成健身习惯，提升自己的意志；提高自身修养，养成良好的生活习惯；实行情志转移法，用健康有益的活动转移自己想涉毒、吸毒的欲望，比如读书、打球、游泳；保持拒毒心理，争取家庭、社区、单位对自己的关心支持；保持良好的自控心理和坚强毅力，与毒友和毒品断绝关系，拒绝沾染；正视自己的困难和心瘾，当自己的思想发生动摇，心瘾发作，难以控制思想行为时，要主动寻求亲属、益友、民警的帮助，从危险境地脱身。

综上所述，预防复吸的过程可教会强戒人员如何面对和应付真实的或潜在的复吸诱因，帮助强戒人员理解导致复吸的各种心理过程。除了具体的行为练习，还强调生活方式的改变以及建立社会支持网络。近年来，复吸更多地被看成是康复过程中的正常现象，是强戒人员走向完全康复的一个学习和经验积累的过程。预防复吸训练可以帮助强戒人员反复进行行为矫治。康复是一个螺旋式进步的过程，在康复过程中可能会有多次复发，但最终是朝着完全放弃成瘾行为的目标前进。

四、预防复吸的认知—行为干预方法

主要有以下几种具体方法：①帮助强戒人员认识和学会处理导致复发的高危因素，如负性情绪、身体状况欠佳、社会压力或者过度兴奋等；②帮助强戒人员理解复发作为一个过程，避免固然最好，发生时也不应慌乱沮丧，要学会吸取教训、总结正确处理的方法；③帮助强戒人员理解和处理对酒精或药物渴求，可以通过"排解"方式来减少强戒人员对诱因反应的强度，真正的渴求出现时要采取有益的干预；④帮助强戒人员理解和处理使用药物的社会压力，摒弃不良的社会交往，培养正常有益的人际关系；⑤帮助强戒人员发展支持性的防止复发网络，鼓励家庭朋友的积极参与；⑥帮助强戒人员发展处理负性情绪的方法[如成瘾者自助组织提出的"HALT"，即避免饥饿（Hungry），气愤（Angry），孤独（Lonely），劳累（Tired）]；⑦帮助强戒人员纠正错误认知；⑧帮助强戒人员建立平衡的生活方式，帮助强戒人员制定计划对付一时的复发。

总之，防止复发的有效措施不仅可以减少成瘾者复发率，还可明显减少复发的强度，对成瘾者是相当有效的治疗方法，此外对与药物滥用严重程度有关的社会、家庭、心理指标改善效果也很明显。但是防止复发的干预方式在治疗中产生的正性结果和远期效应的可靠性尚需进一步证实。

第六章　强制隔离戒毒人员戒毒心理与矫治案例

【案例一】

关注细节　步步推进

——戒毒人员适应性心理问题的个案分析

一、一般资料

吴某,男,24岁,未婚,初中学历,温州人。

二、主诉和个人陈述

（一）求助者主诉

有压力感,心境低落,失眠,约一个月。

（二）问题与原因

一个月前（中秋节前后）,该员因思亲情绪难以入睡,影响宿舍隔壁铺戒毒人员休息而发生口角,互相推打,被其他人员拉开,值班干警赶到,对求助者进行了严厉的批评,求助者反应强烈,有较重的对抗情绪。一个月来,心境低落,敌视他人,不服管教,做工注意力不集中。受劳教所心理健康宣传活动的影响,自行决定前来咨询。

（三）求助者自述

看到其他戒毒人员家人都来会见,很想念家人,又觉得自己被强制隔离戒毒没面子,不要家人管,心里很不是滋味,好几个晚上睡觉翻来翻去睡不着,老想起以前的事情,那个张某（隔壁铺）嘟嘟囔囔个不停,想必是在骂我,我就起来推了他的头,我并不是打他（反复强调了几次）,他以为我打他,两人就推打起来,值班队长（干警）把我们叫到值班室,只是轻轻地说了张某几句就让张某走了,而批评我不但老是干扰他人入睡,还动手打人,太不像话,影响极坏,再不改的话就要关禁闭,好好反省反省。将近一个钟头才让我回宿舍,躺在床上更睡不着,想想小时候父亲对我也是这么凶,头脑越来越乱。近一个月来,感觉周围人不理我了,感到整个人要垮了,睡不好,吃不好,劳动时精神不集中。

小时候我对父亲是既喜欢又害怕,不敢与父亲交谈。父亲对我要求很高,我总是无法达到父亲的要求,因而常受到父亲的暴打;而母亲很少管我说我,有几次做错了事也只是轻轻说我几句。从小我就喜欢以一种逆反的心理对抗父母对自己的要求和期望。比如,父母希望我能好好读书,我就故意旷课、违反学校纪律等。自己觉得这世界上并没有什么人能理解自己、没有什么人值得自己去信任。比较少主动和他人交往。在网吧工作的期间,我所认识的那些社会人员是我唯一的朋友,只有和他们在一起,我才感到了被尊重的滋味。来到了劳教所后,我觉得失去了这些唯一能理解自己的朋友,觉得自己生活的世界很黑暗。

三、观察和他人反映

(一)咨询师观察

身体和智力均发育正常,讲话声音清晰而缓慢,情绪低落,意识清楚,接触交谈合作,言语流利,无幻觉、妄想,无智能障碍,自知力完整,有明确的求助要求。

(二)戒毒人员反映

求助者到劳教所后,显得很孤僻、不合群,尤其是与同宿舍的其他戒毒人员之间关系恶劣。最近因晚上迟迟不能入睡,影响其他戒毒人员休息发生争执,互相推打,被其他戒毒人员拉开,干警及时赶到,了解情况后对求助者的行为采取强烈的批评教育,求助者反应强烈,不爱搭理人,做工速度慢了很多,完不成任务,爱顶撞干部。

(三)基本资料

求助者父亲,小学文化程度,在外务工长期不在家,对求助者的管教一向态度粗暴,容易发火,甚至经常打骂。求助者母亲,小学文化程度,家庭主妇,性格懦弱,怕事,对求助者的管教比较放任,很少责罚他。对求助者读书、工作等情况并不关心,也很少过问。

求助者在中学学习阶段即表现懒散、经常旷课、不服老师的批评教育、与同学之间关系恶劣。他初中毕业即走入社会,曾供职于公司保安员,但由于工作态度懒散,和其他保安员相处不融洽,不到一个月即被辞退。待业很长一段时间后,求助者也曾到一朋友所经营的士多店帮忙。但不及半年即因不善于向顾客推销、服务态度不周等而再次失业。辗转多次后,经朋友介绍,到某网吧做保安,这是求助者工作时间最长的一份职业。在网吧工作期间,求助者结识了很多社会青年,并深受他们的影响,染上了抽烟、赌博和吸毒等不良习惯。在2010年8月因在网吧中被发现参与吸毒而被送强制隔离戒毒二年。

四、心理测验

在征得求助者的同意下,对其作了 EPQ、SDS、SAS 的测试。

艾森克人格测试:E43;N71;P69;L50。

测试显示求助者的人格特性为抑郁质(内向不稳定),表现为对一般人缄默冷淡,不喜欢刺激,常常焦虑、担忧,安静、离群、紧张、易怒,对各种刺激都十分强烈,情绪激发后很难平复下来,因而影响了正常的社会适应性。

抑郁自评量表(SDS)分:53 分(标准分);焦虑自评量表(SAS)分:59 分(标准分)。属于轻度抑郁和焦虑。

五、评估与诊断

诊断:根据求助者自述、干警的陈述、咨询师的初步观察和心理测验结果显示求助者的症状属因适应不良导致的一般心理问题,属于心理咨询范围。

诊断依据:

1.根据判断正常与异常心理三原则,求助者的心理障碍有明确的原因,本例中求助者因与同室学员发生矛盾受到干警批评而引发情感冲突,有明确的外界环境刺激因素。能够主动求医,自知力基本完整,没有出现幻觉,因此可以排除精神病的可能。

2.从发生事情的性质、反应的持续时间、强度和反应程度评估,求助者是因与同室学员发生矛盾而引发情感冲突,有明确的外界环境刺激因素;有较强烈的情绪反应,表现出情绪低落、抵触情绪、压力感、失眠等;病程时间不长,约一个月时间,内容并没有泛化;社会功能受到了一定程度的影响;学习劳动效率下降,交往活动减少,基本能够维持日常的生活、学习。从排除标准来看,求助者心理问题的发展并没有超出生活事件本身且抑郁程度较轻,尚没有造成严重的社会功能受损,求助者的心理问题可以排除严重心理问题和神经症心理问题。

六、原因分析

（一）生理原因

求助者无明显的生物原因。

（二）社会原因

童年、青少年时期的家庭教育方法不当,缺乏安全感,到了新的生活环境,很难适应新的群体,群体关系恶劣,在所结识的朋友中以赌博、吸毒的损友居多,形成了不良的行为习惯（抽烟、赌博和吸毒）,因此难以融入社会主流群体。

（三）心理原因

求助者性格内向,情绪不稳定,容易把应对父亲粗暴教育方式方法和认知评价投射到其他场合情境下的他人对自身的说教上。

七、咨询目标的制定

在与求助者沟通后,咨询师与求助者共同商定如下咨询目标:

具体目标:找出产生情绪障碍的成因,消除抵触敌对情绪,改善人际关系,恢复正常社会生活。

近期目标:提高认识能力,正确对待批评,将一些不理性认知,调整为与现实相适应的理性认知。

长远目标:完善求助者人格,提高求助者的心理健康水平,建立良好的人际关系。

八、咨询方案的制定

（一）确定咨询双方的权利和义务

咨询师方面。义务:遵守职业道德、法律法规和保密原则,协助吴某解决心理问题,达成咨询目标。权利:全面了解求助者的心理问题,本着对吴某负责的态度,有权提出转介或中止咨询。

求助者方面。义务:向咨询者提供真实资料,积极参与探索,遵守咨询中心的相关规定;遵守预约时间;完成商定的作业;权利:了解咨询师的资历资格和采用的方法和原理;有权提出转介或中止咨询;对咨询方案的内容有知情权、协商权和选择权。

（二）确定咨询的日程安排与费用

经商定每周二9:30—10:30,劳教场所按规定免费为求助者提供心理咨询服务。

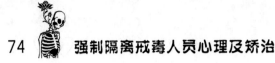

（三）咨询方法

以问题指向为主，运用认知心理学的合理情绪疗法，即 ABC 理论；通过改变求助者的不良认知，帮助其消除负面情绪。

（四）咨询原理

认知心理学的理性情绪疗法。把认知心理学理论应用到临床的创始人之一是埃利斯，他创立了理性情绪疗法，提出了"ABC"理论：A 代表诱发事件（Activating events）；B 代表信念（Beliefs）是指人对 A 的信念、认知、评价或看法；C 代表结果即症状（Consequences）。艾利斯认为并非诱发事件 A 直接引起症状 C，A 与 C 之间还有中介因素在起作用，这个中介因素是人对 A 的信念、认知、评价或看法，即是信念 B，艾利斯认为人极少能够纯粹客观地知觉经验 A，总是带着或根据大量的已有信念、期待、价值观、意愿、欲求、动机、偏好等来经验 A。由于人们的情绪障碍是由人们的不合理信念所造成，因此合理情绪疗法就是要以理性治疗非理性，帮助患者以合理的思维方式代替不合理的思维方式，以合理的信念代替不合理的信念，从而最大限度地减少不合理的信念给情绪带来的不良影响。

九、咨询过程

（一）咨询阶段的划分

1. 诊断评估与咨询关系建立阶段（第一阶段）：主要是建立良好的咨询关系，宣泄情绪，调整求助动机。

2. 领悟阶段和修通阶段（第二阶段）：只要是使求助者初步认识合理情绪疗法，并通过相应的咨询技术的运用，帮助求助者分析和解决问题，改变不合理的认知，建立合理的认知模式。

3. 结束与巩固阶段：主要是通过总结和提升。鼓励求助者把其在咨询中学到的客观、现实的态度，科学合理的思维方式，内化成个人的生活态度，并迁移到日后的生活当中。

（二）具体咨询过程

1. 第 1 次咨询（2011 年 10 月 18 日）、第 2 次咨询（2011 年 10 月 21 日）

（1）任务：了解基本情况，建立良好的咨询关系，进行 EPQ、SAS 和 SDS 的测试，确定主要问题，介绍合理情绪疗法。

（2）过程：填写咨询登记表，询问基本情况，介绍咨询的有关事项和规划，通过真诚的交流、无条件的尊重、共情等与求助者建立良好的咨询关系，获得求助者的信任，较全面、真实地了解求助者的基本情况。咨询过程中，咨询师穿上庄重大方的便装，请他坐下，给他倒上茶水，表明自己心理咨询师的身份，一再向他重申心理咨询的保密性原则。在咨询师的真诚友好的态度的感染带动下，慢慢地求助者的不安情绪有所缓解，把心里的苦闷倒出来，缓解了压抑和焦虑情绪。在介绍合理情绪疗法时，因为求助者文化水平较低，咨询师援引了"风筝与盲人"的故事（故事概况：你和朋友兴高采烈地在公园放风筝，忽然你发现放在石板凳上的风筝被一个人熟视无睹地坐在屁股底下，这时你可能会很恼怒，在你发现他是个盲人时，你的恼怒情绪可能马上会化为乌有，甚至产生怜悯之情）。通过与求助者对比前后产生的两种截然不同的情绪或行为向求助者讲述不合理想法会导致不合理行为的道理，间接阐述ABC 理论，使求助者较快领悟和接受了该疗法。

（3）布置咨询作业：让求助者回忆自己与人发生争执受到批评的全过程，详细记录下来。

冷静下来回顾分析当时情形,思考有否更合理的处理方式,如果从不同的角度来思考和评价自己当时的处境,假设不同的选择方式以及可能出现的后果是什么。

咨询结束后,与求助者商量确定咨询的具体安排。

2.第3次咨询(2011年10月25日)

(1)任务:寻找和明确求助者的不合理信念和不适当的行为方式,改变求助者的认知,让求助者在深层次领悟到他的不合理信念和不适当的行为方式,造成了冲突和情绪问题,建立改变不适当行为方式的决心。

(2)过程:就争执事件情况进行会谈。

咨询师:请你谈谈当时发生争执情况,好吗?

求助者:晚上十一点熄灯老是睡不着,邻铺张某嘟嘟囔囔,想必是在骂我,我就起来推了他的头,我并不是打他(反复强调了几次),他以为我打他,两个人就扭打起来,同宿舍人都爬起来了。

咨询师:结果呢?

求助者:结果两个人被喊到值班室,队长问了一会话后,他(张某)却很快就走了,而我被队长狠狠批了一顿,说我动手打人,将近中秋节,影响极坏(眼角湿润,显得委屈)。

咨询师:(递上面巾纸)发生这种事情,的确让人难过。你能否谈谈当时翻来翻去到底在想什么呢?

求助者:其实那天晚上包括那段日子,我心里特别烦,脑子有些乱,特别是越靠近节日(中秋节)时,心里更不是滋味。

咨询师:嗯哼!(鼓励求助者继续说)

求助者:还有我那个邻铺,那天接见后,好像整天神情很得意的样子,走路哼着歌,简直烦死了。

咨询师:哦,听你这样说,请问你有没有家人来接见你啊?

求助者:(噘起嘴,很不满的样子)没有,我也不用他们来。

咨询师:哦,这样子,为什么呢?

求助者:(沉默不语许久。)

(为了保持谈话的方向,咨询师暂时没有追问求助者不喜欢家人接见的原因)

咨询师:你刚才是说邻铺的家人接见勾起你的思乡情绪令你心里不好受,是吗?

求助者:哦,这个嘛,以前没想过(停顿思考了一会),有道理,不过我觉得张某平时经常针对我的。

咨询师:针对你什么?能否举个例子说明一下?

求助者:比如向队长打小报告,说坏话,说我影响大伙睡觉,还说我这人怪怪的,不爱和人打交道。最反感的就是这种人。

(来访者的不合理信念:把反映情况等同于打小报告、说坏话)

咨询师:那张某作为你的邻铺,第二天要不要起早床?

求助者:肯定要。全部学员都要起早床的,这是规定。

咨询师:那他向队长反映的情况属不属实?你老是翻来翻去是不是影响了大家休息呢?他被你影响睡觉说几句牢骚就代表对你不满吗?

（对求助者不合理观念进行驳斥）

求助者：（沉思许久）其实，我影响别人睡觉不对在先，动手推人更是不应该，张某平时也没什么，有时还挺热心肠的，怪自己把人家想得太坏了，导致做事冲动，影响了队里改造。

咨询师：你们同宿舍只有你没有家人接见吗？

求助者：这倒不是，除了我之外，还有3个人没有接见。

咨询师：那他们有没有对张某或者其他接见的人不满甚至大打出手啊？

求助者：没发现，好像他们还有说有笑的。

咨询师：这样看来，同样没有接见，你的反应有点过头了？

求助者：是的。

咨询师：为什么这样呢？

求助者陷入思考中。

咨询师：常言说，每逢佳节倍思亲，想念家人是人之常情，但并不能因此就看不惯人家，甚至迁怒别人，给改造生活增添麻烦，诱发心理冲突，你与他人相处的方式的确有待改进，如总是把别人往坏处想，把自己对他人的敌意投射在对方的身上。

　　求助者能基本领悟到自身不合理的信念导致的不合理的情绪和不合理的行为，但是这种不合理的信念也不是天生的，它受求助者成长历程影响重大，非常有必要在下一次咨询进一步改变求助者习惯性的非理性认知，尝试用新的行为方式处理各种人际交往。

　　（3）布置咨询作业：要求求助者在消化和巩固本次咨询内容的基础上，从中秋节思家情绪开始，仔细回顾成长历程，把重要的情节和感受记录下来，如你认为对你产生重大影响的人的看法等。

　　3.第4次咨询（2011年11月1日）

　　（1）针对求助者欲言又止的情形，进一步探讨和领悟求助者的非理性认知和非理性的行为应对方式。

　　（2）过程：就上次的咨询作业情况进行会谈。

咨询师：上次谈到你对于家人接见的事好像有点遮掩，我认为这个情况对我们咨询很重要，我再重申一遍，我绝对会对我俩的咨询交谈内容保密的，请你相信我，谈谈你这方面情况好吗？

求助者：（赧然一笑）不好意思，我也不是真心隐瞒的。

咨询师：没关系，你信任我，我很高兴。

（在咨询师的鼓励下，求助者敞开了心扉。）

求助者：小时候我对父亲是既喜欢又害怕，不敢与父亲交谈。父亲对我要求很高，我总是无法达到父亲的要求，因而常受到父亲的暴打；而母亲很少管我说我，有几次做错了事也只是轻轻说我几句。从小我就喜欢以一种逆反的心理对抗父母对自己的要求和期望。比如，父母希望我能好好读书，我就故意旷课、违反学校纪律等。

咨询师：哦，你这种以对抗和逆反的方式来引起家长和老师的注意从而补偿自己的心理需要，到了劳教所之后，由于场所的严格管理而被暂时隐藏起来，当你处于情绪波动期（如中秋节），你就把对抗父亲、老师的情形投射到学员身上和队长对你的批评教育上，你现在感觉得到吗？

求助者：（领悟到了）没错，真的是这样。

求助者父亲长期在外、及其教育方式比较强硬，使得亲子之爱明显不足；再加上其母亲的管教的放任，使得求助者的一些基本的心理需要长期缺失。在中学阶段，求助者曾尝试用对抗的方式想取得父亲、老师、同学的认同与尊重，然而这些过激的方式适得其反，不但没有满足其爱和归属这种基本的心理需要，反而让其体验到了更多的不愉快和自卑，受到更多的困扰和痛苦，最终陷入了自己所营造的恶性循环的怪圈。这些来自童年和青少年时期的经历，深刻地影响着他的人生观、价值观。

4. 第5次咨询(2011年11月8日)

(1)任务：进一步改变求助者的非理性认知，改进求助者对父亲及家庭的看法，消除不满情绪，重新认识与家庭的亲情关系。

(2)过程：采取角色扮演的方法，在征得求助者同意前提下，由咨询中心一名同事参与扮演，咨询师全程加以指导。

首先，由同事扮演父亲角色。通过角色投入，求助者尽情地宣泄了自己对父亲的不满情绪，特别是父亲粗暴打骂方式，让求助者倍感不满，父亲长期在家呆的时间很短，对求助者不了解，动不动就打他，让其很伤心。

"父亲"没想到自己给孩子造成了这么大的伤害，对不起小孩，原先还以为自己的小孩天生要跟自己作对呢？"父亲"接着表白，自己在外面工作很辛苦，拼命干活全是为了家庭，有时太累，脾气不好，看到小孩不听劝，就动手了。看到孩子逃课、赌博，心痛如刀割啊。

接着，调换扮演角色，让求助者扮演父亲，同事扮演儿子，让求助者体会到父亲的爱的表达方式虽然存在缺陷，但他还是爱自己的。

最后，求助者反省了自己的行为方式，特别是以逃课、吸烟和赌博等来对抗家长和老师真的是愚蠢的行为。

求助者角色扮演后，与咨询师讨论，认识到自己想法中的矛盾和非理性内容，充分领悟到：一方面、父亲对自己严厉管教的动机是源于对自己的爱与关心，只是所采用的方式方法过于粗暴，但这与父亲的文化水平及其生活的年代等有很大关系。因此，考虑问题不应总站在自己的立场去思考，可以尝试站在对方的角度去体验、去理解。另一方面、由于自己长期以不适当的方式方法去对待他人、处理各种问题，从而导致了自己所生活的社会空间中的恶性循环，再加上抵抗诱惑的能力较差，经受不起毒品的诱惑，使得自己最终走上了被强制隔离戒毒的地步。因此，自己应对现在的处境、状况负责。既然要对自己负责，那么就得正视自己要在劳教所生活和改造的现实。既要看到自己年纪尚轻，还有很长的人生道路等着自己，因此，为了自己的健康、为了家人的期待，为了重新融入社会，应坚定戒毒的决心。而且还要看到目前自己最急迫的问题就是尽快适应劳教场所生活，逐步学会和调整与人相处之道，并在所内努力学习一技之长，争取积极表现早日解教。

5.第6次咨询(2011年11月15日)

(1)任务:深化并巩固咨询效果。

(2)过程:①进一步引导求助者进行"自我"分析,包括从生活、学习、家庭环境、个人爱好等方面分析自我,从而使求助者更进一步地了解自己、认识自己出现偏差性行为的根本原因、挖掘自身潜力、进行自我矫正。②引入社会支持系统,在取得求助者家人帮助的基础上,协助他们改进家庭关系。在征得求助者的同意后,联系其父母到所。在会谈中一方面使求助者的父母理解他的现状与不良心理状态的成因,另一方面使其父母接纳建议,尝试改变对待求助者的态度与方式,逐步让求助者重新感受自己所缺失的家庭的温暖。

十、咨询效果评估

经过6次的咨询,历时一个半月,求助者情绪稳定,焦虑、敌对的情绪大为缓解,能正常地与其他戒毒人员交往。

1.心理测验结果:SDS分从咨询前的53分(标准分),降到咨询后的42分(标准分)。SAS分从咨询前的59分(标准分),降低到咨询后的45分(标准分)。

2.求助者的自我评价和主观体验:失眠现象消失,减轻紧张焦虑。

3.求助者生活及社会功能的改善:可以进行正常的饮食、睡眠。恢复正常的人际交往。

4.咨询师的评定。半年后随访,焦虑和抑郁情绪已基本消失。求助者能与其他学员正常交往,能遵规守纪,改造表现积极,较好地融入劳教生活中去。

十一、体会与启示

在本案例中,咨询师与求助者建立了良好的咨询关系,全面地掌握了求助者的情况,取得了求助者的信任。因此在咨询中得到求助者很好的配合。

咨询师针对求助者的经历、特点以及具体情况,在咨询过程中应用认知疗法协助求助者调整认识观念,从而改变了求助者的负性情绪,并指导求助者在观念改变以后采取了新的有效的行动,取得了良好的咨询效果。

【案例二】

未写完的"死亡日记"

——场所适应不良的个案咨询报告*

一、一般资料

人口学资料:钟某,男,汉族,1979年4月出生,陕西省汉中市镇巴县人,小学文化,四大队一中队戒毒人员,入所一月余,未婚。

---

*　本案例由浙江省十里坪劳教所医院姚建飞提供。

个人成长史：出生普通农民家庭，家境一般，6岁时父亲因病去世，家庭境况受到极大打击，母亲与爷爷关系闹僵，被逐出家门，后改嫁他人，其12岁前一直在爷爷家生活，缺少家庭关爱，生活条件困苦，对母亲充满憎恨，性格变得自卑、敏感、孤僻。后因奶奶受伤残疾，被母亲接走到县城一起生活，母子隔阂逐渐消除，与继父相处一般。学习能力差，上课时好动，初二时因不能坚持学习辍学在家，平时爱好上网看杂书，嗜酒，步入社会后适应不佳，无一技之长，吃不起苦，只能到处浪迹打零工，生活窘困。2012年7月初因"吸毒"被义乌市公安机关抓获，被处以劳动教养一年，7月10日送入我所执行，7月26日分到四大队一中队改造。

精神状态：意识清，智力正常，情绪低落、自责、紧张、焦虑，思维有些紊乱，人格欠稳定，自知力完整。

身体状态：睡眠障碍、头痛、胸闷，多次因头痛来院就诊。

社会功能：习艺劳动效率底下，不能坚持，严重影响改造生活，日常生活尚能自理。

心理测验：

90项症状清单(SCL-90)：总分277，阳性项目数均分3.79，躯体化3.3，焦虑3.4，抑郁3.15。

焦虑自评量表(SAS)：粗分66分(标准分82.5分)，重度焦虑。

抑郁自评量表(SDS)：粗分55分(标准分68.75分)，中度抑郁。

二、主诉和个人陈述

主诉：严重失眠一月余，感头痛胸闷，情绪低落，易紧张焦虑，注意力难集中，胡思乱想，有自杀念头。

个人陈述：我是初犯，入所已经一个多月了，但对周围的环境还是不能适应，特别是生产任务总完成不了，老是出错返工，队长对我的改造表现很有意见，同教看不起我，总是打击排挤我。我感到改造的日子很煎熬，压力很大，心里很压抑，做事效率低下，对什么事都提不起兴趣。最令我痛苦的是一直睡不好觉，每天只能睡上二三个小时，睡去后老是做梦，很容易惊醒，渐渐地感到头痛，胸闷，全身困倦，已经到医院就诊过多次了，吃了一些促眠的药没有任何效果。这个星期的状态就像是在梦游一样，习艺劳动时精神不能集中，坐不住，不停地胡思乱想，想控制但控制不了，有人从身边经过时，我就会紧张发惊，怕被责备。自己也努力想改变现状，但情况越来越糟糕，感到自己很没用，没有盼头，只有煎熬，活得很没意思，再这样下去，我会崩溃的。这几天，我脑子里反复出现一个可怕的念头，想死掉算了，怎么个死法我都想好了，就是从工厂带些布条，晚上熄灯时用浸湿的卫生纸盖住口鼻，用布条绑住手脚，憋死自己，但一想到家里的母亲，我犹豫了，只要有一线生机我还是想活下去的。昨天晚上，心情烦躁，就想把这些想法写到日记上，刚写了一半，碰到队长查铺就收起来了，写的内容类似遗言，我怕被别人看到，就偷偷地把这页撕掉了。值班民警发现我老是睡不着就找我谈心，说我的心理可能出问题了，今天就带我来医院找你咨询。

三、咨询师观察和他人的情况反映

咨询师观察：求助者衣着正，身材矮小，其貌不扬，神情憔悴，目光有些恍惚，注意力不集中，求助意愿强，沟通顺利，倾诉时滔滔不绝，思维逻辑有些紊乱，情绪较焦虑不安，内心压抑，活力下降，无精神病性症状，自知力完整。

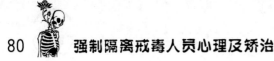

民警补充资料：劳教钟某，在入所队期间尚能安分守己，遵守纪律，习艺劳动时动作慢吞吞的，改造表现一般，偶尔反映自己心理压力大，晚上睡不着。个性方面较自卑，孤僻，在队里喜欢独处，对人对事较敏感，少与他人主动来往，平时喜欢看书写写日记。7月26日分到四大一中队改造，对生产线上的劳动不能胜任，生产效率低下，老是返工，受到队部多次点名批评，改造表现受到了大家的质疑，同组学员对他有些意见，人际关系变得紧张。钟某因此整天忧心忡忡，焦虑不安，找其谈话多次，辩说自己身体条件不行，想做好却总是做不好，失眠严重。近一个星期情况越来越糟，白天无精打采，根本不在状态，已经不能坚持正常出工，反复报告头痛胸闷不适，带到医院就诊多次，除失眠外，没查出什么毛病。

四、评估与诊断

（一）评估

根据对临床资料的收集，该求助者智力水平一般，个性偏内向、敏感、孤僻、自卑，人格欠稳定，较难适应外界环境，心理状况评估很不健康。心理问题主要表现为场所适应不良，出现严重睡眠障碍，躯体不适，情绪低落、焦虑，自信心缺乏，有自杀念头，病程一个月余，社会功能明显受损。

出现上述心理状态的原因分析：

1. 生物学因素：求助者男性，33岁，身材矮小，劳动能力不佳。

2. 社会性因素：（1）早年成长环境恶劣：父亲病故，母亲改嫁，生活困顿，儿童、少年期间缺乏家庭关爱，导致性格孤僻、自卑，人格扭曲，生存能力不足，社会适应不良；（2）因"吸毒"被劳动教养一年，人生遭遇重大挫折，自责内疚不已；（3）入所后因为不能适应场所内的环境，特别是在习艺劳动上不能胜任，感到改造压力很大，惶惶不可终日。

3. 心理性因素：（1）个性因素：自卑，因过于自卑导致自尊心太强，内心饱受冲突；（2）不合理的信念：别人总是看不起我，我一定要努力证明给大家看；（3）情绪因素：严重失眠出现恶性循环，负性情绪累积，处于抑郁、焦虑状态，不能自拔；（4）认知、行为、思维模式上存在歪曲：自我标签"我不行"。

初步诊断：场所适应不良导致的严重心理问题

（二）诊断依据

1. 根据病与非病三原则，该求助者知情意是统一、一致的，对自己的心理问题有自知力，主动求医，无逻辑思维混乱、无感知觉异常，无幻觉，妄想等精神病症状，因此可以排除精神病。

2. 根据求助者情绪低落、紧张、焦虑、注意力不集中，胡思乱想，睡眠障碍等心理问题持续时间为一个多月，已经出现了泛化、回避、明显影响社会功能，已经不属于一般心理问题的范畴。

3. 根据求助者心理问题主要表现为场所适应不良，严重睡眠障碍，躯体不适，情绪低落、焦虑，有自杀观念，病程一月余。情绪反应强烈，内容已泛化，对社会功能造成严重影响，综合评分不足5分，诊断考虑严重心理问题，属于心理咨询的范畴。

4. 心理测验结果支持本诊断。

（三）鉴别诊断

1. 与精神病相鉴别，根据正常心理与异常心理三原则，该求助者知情意是统一的、一致的,对自己心理问题有自知力,能主动求医;无逻辑思维混乱,无感知觉异常,无幻觉妄想等精神病症状;可以排除精神病。

2.与神经症相鉴别:神经症的特点是对社会功能造成严重的影响,问题出现泛化和回避,反应也与初始事件本身不相关,持续时间大于三个月或半年。该求助者的精神痛苦程度、社会功能受损程度及病程评分不足 5 分,因此可以排除神经症。

五、制定咨询方案

（一）咨询目标

根据以上诊断、分析,通过与求助者协商,确定以下咨询目标。

具体目标和近期目标:1.改善睡眠,防意外;2.改善负性情绪。

最终目标与长期目标:在达到上述目标的基础上,重新自我定位,建立合理的认知行为模式,增强社会适应能力,促进求助者心理健康和发展,达到人格完善。

（二）咨询的具体方法、原理和过程

认知治疗由贝克(Beck)提出,基础理论来自于信息加工之理论模式,认为人们的行为,感情是由对事物的认知所影响和决定。贝克指出,心理障碍的产生并不是激发事件或有良刺激的直接后果,而是通过了认知加工,在歪曲或错误的思维影响下促成的。歪曲和错误的思维包括主观臆测;夸大,过分夸大某一事件和意义;牵连个人,倾向将与己无关事联系到自己身上;走极端认为凡事只有好和坏,不好即坏,不白即黑。他还指出,错误思想常以"自动思维"的形式出现,即这些错误思想是不知不觉地、习惯地进行,因而不易被认识到,因此认知治疗重点在于矫正求助者的思维歪曲。

基本方法步骤:

①帮助求助者认识思维活动与情感行为之间的联系;

②帮助求助者认清消极歪曲或错误的思维,检验支持和不支持自动思维的证据;

③帮助改变歪曲的错误的思维方式,内容,发展更适应的思维方式和内容。

六、咨询过程

第一阶段:诊断评估与咨询关系建立阶段(共二次)

1.2012 年 8 月 11 日

(1)目的:①建立良好的咨询关系;②了解求助者基本情况,收集相关资料;③分析心理问题产生的原因,确定主要问题;④介绍心理咨询的相关情况,共同协商咨询目标。

(2)方法:摄入性会谈,心理测验。

(3)过程:了解求助者基本情况,收集临床资料,本着尊重、热情、真诚的态度与求助者摄入性会谈,使助者感到被理解、被接纳。求助者咨询意愿强烈,把自己的真实状况和盘托出,并第一次向他人表露了自杀的想法和写死亡日记的事,咨询师觉得已成功地取得了求助者的信任,开始介绍咨询中的有关事项,建议其立即进行 90 项症状清单(SCL-90)、焦虑自评量表(SAS)、抑郁自评量表(SDS)三个心理量表的测验。测验间歇咨询师向中队民警求证求助者的情况基本属实,排除了其他因素的可能。心理测验结果印证了咨询师的判断,求助者 SCL-90 多项阳性症状得分异常突出,SAS、SDS 显示有中度抑郁焦虑,求助者的心理出现了严重的问题,属于心理咨询的范畴,需要咨询师的帮助,面前最迫切的问题是改善求助者的睡眠,阻断失眠造成的恶性循环,这一过程需要服用一些镇静催眠类药物,医嘱"舒乐安定"每晚一片口服。同时进行心理暗示,保证服药后睡眠情况会很快得到改善,睡眠障碍解除后其一切问题都会好起来,并要求求助者保证不做伤害自己的事情。为防止意外发生,咨询师私下向民警及所在大中队反映了该学员的情况,建议落实包夹措施,防意外,必要时转入入所中队严管组。

2.2012 年 8 月 15 日

(1)目的:观察咨询效果,改善情绪。

(2)方法:疏导,宣泄,放松训练。

(3)过程:求助者气色较四天前改善,诉服药后情况有了明显的好转,现在每天能睡上六七个小时,头痛胸闷症状减轻了。对第一次咨询效果很满意,但心情还是很糟,心里好像有块石头压着,堵得慌,很想发泄出来。对自己转入严管组很不解,认为是中队认定其是消极改造,对他做出了惩罚措施。咨询师主要采取的策略是疏导求助者的不良情绪,耐心地当一名倾听者,鼓励求助者尽量倾诉,宣泄内心的不快,指导求助者在需要时采用一些放松训练来控制自己的情绪,如控制呼吸技术、冥想等。同时观察分析导致求助者产生心理问题的真正原因,评估服药的效果和自杀的倾向。对求助者处遇的改变做了必要的说明,告之并非是对他的惩处,而是在保护他,换个环境更有利于恢复。对服药后的效果满意但还需继续服用,自杀倾向的评估认定还有一定危险性但可能性已经大大下降,还需进一步疏导情绪。

布置家庭作业:

(1)要求求助者每天写一篇日记,寻找自身问题的根源。

(2)每天坚持运动半小时。

第二阶段:心理修通阶段(共二次)

1.2012 年 8 月 21 日

(1)目的:探寻求助者心理问题发生的根源,并加以修通。

(2)方法:认知疗法。

(3)过程:咨询作业反馈过程中,求助者觉得心情较前轻松了许多,不再胡思乱想了,头痛胸闷已经消失了,睡眠情况已经恢复正常。求助者通过写日记的方式寻找自身的问题根源,进行了反复自我解析,认识到自己的问题是对场所环境不能适应,太过于自卑了,总觉得差人一等,被人歧视。咨询师先是对求助者能按时完成家庭作业给予了一番表扬,鼓励求助者能坚持下去,并与求助者一起探寻原因。主要采用了贝克的认知疗法,指出求助者一些功能失调性的自动化思维,如自我标签、主观推断等,通过提问和自我审查技术,帮助求助者识别这些自动化的思维过程。探寻出求助者在自我评价定位上有偏曲,产生了不合理信念:我不行,别人总是看不起我,但我一定要努力证明自己能行。自卑只是求助者出现问题的一方面的原因,另一方面原因是自卑导致的自尊心太强,在自尊心的驱使下求助者总是试图证明自己并不比别人差,总想得到些肯定,无形中给自己制造了压力。自卑与自尊的冲突,造成求助者内心的焦虑不安,结果往往是不断地遭受挫折,加上对场所环境不能适应,所以才造成了求助者现在的种种问题。选录咨询过程中的一段对话:

咨询师:总是听到你说自己能力不行!

求助者:是的,我身体条件不行,活到现在,做什么事都比不过别人。

咨询师：比如呢？

求助者：比如习艺劳动时学缝纫机，别人上手很快，但我学的很慢，以前在外面打工时，我也很差劲。

咨询师：那现在让你换个岗位，你觉得自己能胜任吗？

求助者：我也想换个岗位，但我还是担心自己不能胜任，再被队长责备。

咨询师：看来你已经给自己贴上"我不行"的标签，已经习惯了这种自动的思维方式了。

求助者：好像是的，这是我从以往的经验中得出的，所以我一向看不起自己。

咨询师：五指各有长短，每个人都有自己的长处和短处，关键是怎样评价定位自己。而你的问题就是自我评价过低，习惯性地给自己贴上"我不行"的标签，这比你自身条件的不足更加可怕，如果你不能意识到这点，你将永远活在自卑的阴影里。

求助者：(连连点头，沉思)是的，往往是我自己把自己先给打倒了，我应该试着打破这个"坏习惯"，找回自信心。

咨询师：你能意识到这点改变就会有新的开始……希望你今天回去后好好反省一下这个问题并把心得写下来，作为这次的家庭作业。

2.2012 年 8 月 31 日

(1)目的：①巩固咨询效果；②提高求助者自我评价，重建正确的认知、行为、思维模式，增强社会适应能力。

(2)方法：认知疗法：行为矫正及认知复习

(3)过程：经过上一次的修通，求助者已经深刻地认识到自己的问题所在，现在已基本摆脱了情绪的困扰，不需要药物来催眠，精力恢复到了平常的状态，但面对眼前的改造生活仍有些无措和茫然。咨询师首先对求助者之前的合作和改变表示肯定，告之求助者改善社会适应不良的方法只有一种：改变自己，适应环境，学会自我调适，要靠自己，不要指望环境为你改变。在这一阶段咨询师主要采取了进一步改变认知的技术：行为矫正及认知复习。根据求助者的特点，设计了一些能增强其自信心的行为模式，如让求助者做一些简单的智力游戏，只要求助者有什么积极的表现，咨询师就马上给予表扬，强化其愉快的体验，获得成功的行为，并反复复习在获得成功过程中产生的新思维、新观念。

布置家庭作业：

承担入所队宿舍的卫生打扫，从中获得被认可的体验。

第三阶段：结束与巩固阶段(共一次)

2012 年 9 月 10 日

(1)目的：进一步巩固咨询效果，使求助者在认知、行为、思维、情绪等方面重建新的反应模式。

(2)方法：会谈　心理测验

(3)过程：这次求助者前来咨询时，表情轻松、自然，求助者自述通过前期的咨询，睡眠恢复，心理问题已经基本得到了解决，自杀的想法完全消除。跟踪反馈求助者家庭作业完成情况，在中队搞卫生期间，表现较好，得到了中队民警的肯定，自我评价提高，改造信心恢复，要求回中队参加正常的学习、劳动。咨询师认为咨询已经达到预期目标，复测心理测验，结果各项指标已恢复正常,决定正式结束咨询关系。

SCL-90:总分 112 分,焦虑 1.2 分,抑郁 1.05 分,躯体化 0.6 分。

焦虑自评量表(SAS)粗分 42 分,标准分 52 分。

抑郁自评量表(SDS)粗分 40 分,标准分 50 分。

七、咨询效果评估

(一)求助者

睡眠基本正常,情绪稳定,无躯体不适,精力恢复,可以参加正常的学习劳动。

(二)大队民警的反映

该学员改变很大,前后判若两人,基本恢复正常状态,学习、劳动、日常生活规范能达到大队要求,思想变得上进积极。

(三)社会功能状态

能参加正常的学习、劳动和生活规范,改造态度端正。

(四)咨询前后二次心理测验结果比较

症状消失。

(五)咨询师的评价

通过回访和跟踪,求助者已恢复了正常的改造生活,目前适应状态良好,咨询基本达到预期目的。通过咨询改变了求助者的不合理信念,自动化负性思维,使其获得了新的认知、思维、行为模式,促进了求助者的自我成长和人格完善。

【案例三】

提升自信　改善人际
——"星星点灯"主题团体辅导案例报告 *

一、团体辅导背景

戒毒人员是心理问题比较突出的一个群体,在工作实践中,我们发现自卑是困扰戒毒人员的一个主要心理问题。

自卑是指一种通过不合理的方式,尤其是过多地与他人进行不科学的比较而产生的自我否定、自惭形秽的心理体验,是一种较低的自我评价。自卑心理对个体的生活和改造有很大的影响,由于其核心信念是消极的,具体到做事情方面,总认为自己"在人际交往方面很差","我的语言表达不行","别人不喜欢我",等等。

自卑心理容易引发消极情绪、人际关系障碍等问题。在戒毒人员中主要表现为一是对自己的能力、品质等自身素质评价过低,只看到自己的缺陷,没看到自己的优势,特别在意别人对自己缺点的评论,过分希望取悦他人,做事缺乏勇气和信心;二是心理承受力脆弱,经不

* 本案例由浙江省十里坪劳教所李志军提供。

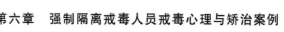

起较强的刺激;三是谨小慎微、多愁善感,常产生疑忌心理,行为畏缩、瞻前顾后等,总是担心自己的表现是否优秀。这些问题严重影响了部分人员的正常生活和学习。

由于此问题在戒毒人员中具有共性,所以应用团体辅导予以缓解和治疗是一种很好的尝试。

二、团体辅导项目的目标

1.通过自我探索的过程帮助成员认识自己、了解自己、接纳自己,使他们能够对自我有更适当的认识。

2.通过与其他成员沟通交流,得到充分肯定,发现更多优点,进一步增强自信。

3.培养成员的归属感与被接纳感,从而更有安全感、更有信心面对生活的挑战。

4.帮助成员澄清个人的价值观,协助他们做出正确评估,并作出修正与提高。

三、对象与方法

筛选方法:做出团体辅导主题公示及计划,五个大队共有 40 人愿意参加并希望得到帮助。

辅导共两次四个单元,每单元 1 个半小时,由于本次辅导参加人数较多,除指导老师外,另有一名心理辅导老师担任助理。

四、辅导过程

第一阶段:心理破冰

团体心理辅导是从一个典型案例导入,自卑可能导致人生悲剧,并对自卑心理的表现和成因进行详细分析,结合戒毒人员存在的问题分析大部分人产生自卑心理不外乎三方面原因:第一缺乏成功的经验,第二缺乏客观的评价和期望,第三消极的自我暗示抑制了自信心。

如何克服自卑提出有效的建议:一是用补偿心理超越自卑;二是用乐观态度面对失败;三是用实际行动建立自信。

虽然大部分戒毒人员接受过心理健康教育,但对于自身存在的心理问题很多都不曾认真面对,缺乏必要的理论知识和自我认识,此次专题讲座主要目的是改变戒毒人员对自卑心理的认识,剖析自身自卑心理形成原因,为开展下一步团体辅导工作奠定基础。同时通过此阶段的引导,使戒毒人员建立对辅导老师的专业信任感,引导他们对本团体产生一种归属感,建立一种安全、开放、互相支持的氛围。

第二阶段:重塑自信

第一步:戴高帽子

目的:通过戒毒人员相互间的赞赏活动,学会如何积极评价自我或他人,学会欣赏他人,并感受自己值得赞赏的优点,感受被他人赞赏的快乐,通过学习与训练,增强自信,克服自卑,更好认识自己。

时间:约 40 分钟。

咨询师引导:着重引导戒毒人员通过赞赏别人,用他人赞赏的方式进行积极暗示,注意启发戒毒人员尽可能去赞扬性格内向,容易自我否定的学员,从相貌、性格、品行、能力和特长还有人际关系给予他们充分肯定,使他们在轻松愉快的氛围中去体验和感受乐趣,并知道今后如何克服自卑,树立自信心,同时达到扩大参与的目的。

具体操作:以班组为单位,分成若干小组,请一位成员站在团体中央,其他人轮流说出他的优点及欣赏之处(如性格、相貌、处事、品质等)。然后被称赞的成员说出哪些优点是自己以前察觉的,哪些是不知道的。每个成员到中央戴一次"高帽子"。规则是必须说优点,态度必须真诚,努力去发现他人的长处,不能毫无根据地吹捧,这样反而会伤害别人。

活动时需注意的问题:参加者要注意体验被人称赞时的感受,自己是不是还有很多优点?

参与者反映:肖某某一直是个性格内向,不愿意参与任何活动的戒毒人员,游戏之后有很强烈的感受:我总以为自己长得不好看,什么特长也没有,一直很自卑,走路都没有抬头的好习惯,今天的活动让我听到了同学们善意、真诚的赞扬,就连我平常做的一件小事大家都记得,让我觉得自己是一个很有价值,很细心的人,我要尝试做最好的自己。

戒毒人员王某从小就是孤儿,被亲戚邻居养大,性格孤僻,不喜欢与人交流,不合群,通过带"高帽子"活动有了群体归属感,称"感觉温暖",对于原来的错误认识有了修正。

戒毒人员卿某某,性格开朗,语言表达能力强,擅长唱歌跳舞,一直是各种活动的中心人物,通过此次活动能感受到自信是自己树立的,也是别人给予的,同时肯定别人、赞赏别人也会给自己带来愉悦心情,表示今后要多给别人善意的表扬。

共识:"戴高帽子"的团队游戏,使每位戒毒人员有了做一次"主角"的机会,受到了极大的关注,在赞赏别人的过程中,学会了观察与分析,看到了他人的优点,在被赞赏中重新认识自己,悦纳自己,提升了自信。

第二步:埋葬"我不能……"重塑自信。

目的:消除戒毒人员对自身问题的顾虑和自卑,打破自卑束缚,做自信的我。

时间:30分钟

咨询师引导:针对每个人的不同情况,引导其发现容易困扰自己的问题,并形成文字,重点是运用案例讲解积极心理暗示对工作、生活的促进作用,并学会运用这种方式提高自己的人生质量。

具体操作:每人发纸条若干,做好充分的心理疏导工作,引导戒毒人员写出认为自己不自信或有顾虑的事情,依次交到课桌上的封闭纸箱,把自己所有的"我不能……"交给辅导员,针对团队成员上交的"我不会唱歌""我不能大声表达自己观点""我不能完成生产任务"等诸多不能,由辅导员进行当众销毁,并向他们介绍前世界重量级拳王乔·佛雷基的座右铭:我能行!用"我能行"代替"我不能"的积极心理暗示,并鼓励戒毒人员也学会对自己说:"我能行。"为增加现场氛围,由辅导员向戒毒人员提出若干问题,让戒毒人员用"我能行"的话语回答,进行积极的自我暗示,如:

"学习,你能行吗?"(辅导员)"我能行"(戒毒人员)

"劳动,你能行吗?"(辅导员)"我能行"(戒毒人员)

"唱歌,你能行吗?"(辅导员)"我能行"(戒毒人员)

"克服困难,你能行吗?"(辅导员)"我能行"(戒毒人员)

"面对挑战,你能行吗?"(辅导员)"我能行"(戒毒人员)

"承担责任,你能行吗?"(辅导员)"我能行"(戒毒人员)

"你相信自己吗?"(辅导员)"我相信"(戒毒人员)

参与者反映：戒毒人员李某某感想中谈到"从来没有参加过这种形式的活动，感觉很新鲜，也很受激励，仿佛真的就把我不行的事情扔掉了，剩下的是一个崭新的自己。"

共识：通过此次活动，大部分戒毒人员认为激发了自己做好事情的激情与信心，对于自己认为做不好的事情有了克服困难的勇气，由尝试性回答问题到自信地大声回答问题，感受到积极心理暗示的作用。

第三阶段：探索自我

完成家庭作业：我喜欢我自己。利用纸笔用文字写下自己的优点及自己最骄傲的地方，要求最少写出三个优点，字数在200字以上，并运用具体事例论证。考虑戒毒人员文化程度普遍偏低，还配发了参考内容，大部分成员兴趣较高，称从来没想过和做过这种要求的题目，愿意分析自己，作业上交情况较理想。

参加上课的40名团体成员作业整体情况分析：一是有17名戒毒人员提到对自己的生理特征（身高、体重、体形）的自信，这些戒毒人员在日常改造中，态度积极，有竞争意识，表现优秀。

二是有13名戒毒人员涉及对自己的心理特征（兴趣爱好、能力、气质和性格）的描述，这部分戒毒人员文化程度偏高，能进一步思考问题，注重自己内心的完善，善于学习。

三是有6名涉及自己与他人人际交往问题的认识，这部分戒毒人员人际关系比较和谐，性格开朗，有一定的组织能力。

四是有4名戒毒人员文字较少，只是完成选择项目。这部分戒毒人员文化程度偏低，理解力差，性格内向，不善表达，改造缺乏积极主动性。

附：我认为我……

乐于助人；书法好；快乐；诚实；爱劳动；能干；有礼貌；整洁；宽容；虚心；合群；不怕困难；勤奋；友善；不怕吃苦；聪明；有同情心；有进取心；记忆力好；身体健康；兴趣广泛；自觉；幽默；做事认真负责；体育很棒；勇敢；耐心；绘画好；写作能力强；口头表达好；唱歌好；组织能力强；开朗乐观。

第四阶段：总结结束阶段

目的：通过引导，促使戒毒人员反思自我，发现自己在生活中的积极因素，最后达成了这样一个共识"我可能在某些方面不如别人，但这不会影响我的生活，只要我努力去做，会比现在更好"。

辅导老师引导：总结本次活动的进展情况，肯定了戒毒人员的积极表现，引导大家全面分析本次活动的成果，并将此次活动的积极作用运用到以后生活中，鼓励大家尝试走出自卑的误区，学会欣赏别人，悦纳自我，发现自己长处，记住今天拓展中的一小步将会是我们人生中的一大步。

共识：团体辅导帮助戒毒人员重新客观地认识自己，提高自信心。本次活动中的游戏使得戒毒人员由浅及深地认识自我，有机会重新对自我进行反思。特别是活动后的分享，组员间经常给予积极的、正面的反馈，使戒毒人员可以有另外新的视角来看待自己，发现自我的优势，提高自信。

五、效果评估

观察发现大部分戒毒人员通过团体活动，从言行到心理状态都有了明显变化：心理破冰期,大部分组员都低着头,面部表情比较压抑和谨慎,话语不多。随着活动的进行和深入,戒毒人员们逐渐活跃了起来,表情放松了,话语增多了,特别是在家庭作业中对于自我认识有了很多积极性因素。整体看来,组员们通过团体辅导活动,增强了自信心,变得较为积极主动地与他人交流,开放性越来越明显。

戒毒人员的自我总结:绝大部分戒毒人员都认为自己有明显的变化:心情比以前好;自信心增强;不再苛刻地要求自己了;愿意尝试着去和别人交流;对未来充满了希望。

【案例四】

走出阴霾　盛开快乐

——戒毒人员黄小兵心理矫治个案 *

一、基本症状

黄小兵(化名),男,现年 36 岁,小学文化,家住瑞安市,因吸毒被决定劳动教养 2 年(曾因吸毒被劳教一次)。刚入所时,黄小兵比较活泼,乐于助人,喜欢与人交流、娱乐,与其他人关系融洽。一个月前,在一次亲情会见后,黄小兵逐渐变得沉默寡言,生活中行动缓慢,与人交流时注意力不集中;在节假日以看书为主,晚上入睡较晚,处于独自沉思状态,经常突然坐起,伴有自言自语、忽哭忽笑,突然攻击他人等异常行为。中队民警发现后,为防止发生意外,对其进行了包夹监控,民警多次找他进行个别谈话教育,但没有什么效果。为此,中队心理咨询师对他开展了针对性的心理矫治。

二、首次咨询

黄小兵由民警带到心理咨询室,咨询师观察到该学员衣服整洁。咨询师起身示意其坐下,观察到其坐姿刻意保持端正,因此,咨询师主动将椅子向其稍作挪动并将身子向其微倾以拉近心理距离。咨询师首先表明了自己的咨询师身份,接着简要说明了心理咨询的概念及保密原则。黄小兵向咨询师问候之后开始沉默不语,咨询师发现其双脚前脚掌撑地,双腿不停上下抖动,显示出有些紧张,便引导其深呼吸,放松后再继续咨询。咨询过程中黄小兵回答简略,没有倾诉欲望,当提到其表现与以前有较大变化时,黄小兵先是沉默,后认同其一些异常表现。黄小兵解释最近妻子很少来接见,可能与家人关系恶化,有被遗弃感;自己经常失眠,老是想一些外面的事,想今后的出路,越想越睡不着觉。转眼首次咨询时间就到了四十分钟,咨询师肯定了他的内在感受,同时帮助他认识到自己的异常表现,是由不良情绪引起的,持续下去,会影响身心健康。他表示愿意去尝试改变,计划先从周末积极参与娱乐活动开始,逐渐融入正常的集体生活。

首次咨询的初步印象:黄小兵情绪比较低落,思维比较缓慢,但语言表达清晰。他的少言寡语、时而沉默以及对其异常表现问题的回避是咨询中的阻抗现象,也是解决其心理问题

---

* 本案例由浙江省十里坪劳教所四大队三中队程剑彬提供。

的有利契机。

三、收集资料

(一)询问民警及熟悉的戒毒人员

据中队民警反映,黄小兵入队后表现尚可、性格活泼、善于交际,在一次会见后逐渐开始封闭自己。同室戒毒人员提供,一个月前,其妻子探望他后,开始逐渐改变。曾经与其同中队服教的戒毒人员提供,其在原中队做缝工期间也有过这种行为及表现。

(二)针对性心理测试

根据首次咨询的观察,为针对性诊断其是否有抑郁,选择了抑郁自评测试(SDS)对其进行测试,测试结果标准分58分,为轻度抑郁状态。

(三)摄入性会谈

首次咨询后七天,咨询师对其进行了第二次咨询,咨询师首先肯定了其在上次咨询过程中的表现,然后表明从心理学的角度,想了解他从幼年到现在成长过程中的一些情况。在咨询师的引导下,黄小兵陆续提供了以下信息:父母在经商,家境尚可,从小到大一直比较顺利,没有经历过什么重大挫折。自己走上社会后,开始自立门户做生意,并开始吸食毒品,吸毒史长达十余年。第一次服教是因吸毒被劳动教养,后逐渐远离毒品。在此期间结婚,夫妻共同生活至今。当咨询师以诚恳的、与他共同探讨问题的态度向他询问,没有尝试改变自身异常行为的原因及他的想法时(据中队民警反映首次咨询后其行为没有太大改观),黄小兵开始沉默。咨询师反复向其解释何为阻力,并说明阻力的真实意义,他才说出了自己的忧虑:"是上次妻子接见时表示,如果我继续吸毒,就要与我离婚。"他预感到危机,担心妻子把家里这几年的积蓄带走,离开他与别人生活。

四、综合分析与诊断

根据黄小兵的叙述和前期收集到的资料,咨询师做出如下综合分析与诊断。

(一)目前状态

1.精神状态:注意力不集中,紧张、焦虑,情绪低落,抑郁。

2.生理功能改变:失眠、食欲下降。

3.社会功能状态:对生活、交往产生严重影响。

(二)初步诊断

诊断依据:

1.根据病与非病的三原则:黄小兵的知情意协调、一致,个性稳定,有自知力,且没有幻觉、妄想等精神病症状。因此可以排除精神病。

2.与抑郁性神经症相鉴别:黄小兵存在明显抑郁情绪、情绪低落、意向下降、兴趣下降,但皆因内心冲突引起,无自杀倾向等症状,虽严重影响社会功能,但是其思维清晰。因此可以排除抑郁症。

3.与焦虑性神经症相鉴别:黄小兵存在焦虑、猜疑等症状,但持续时间短,未严重影响逻辑思维,且黄小兵的心理冲突有明显的道德色彩,与神经症心理冲突的变形不同,因此可以排除焦虑性神经症。

4.对照症状学标准引起黄小兵心理问题的原因是对其威胁较大的刺激;其不良情绪不

间断地持续一个月以上,不良情绪泛化到生活的其他方面,对其生活、交往等社会功能产生严重影响。

根据以上依据诊断为:严重心理问题。

(三)出现问题原因

1. 生物原因:黄小兵没有明显的生物原因。

2. 社会原因:黄小兵成年后生活圈子比较灰暗,接触交往的人员多为社会不良人员。尤其吸食毒品后,对其人生观、价值观以及对人的信任感产生一定影响。作为家庭主要成员的妻子,对其不信任,给其带来了一定的心理压力,产生了自卑心理。在其选择生活方向时,与家人产生隔阂,缺乏必要的社会支持和帮助,而其朋友多为社会不良人员。

3. 心理原因:一是存在认知错误。认为自己被劳动教养,自由受限,妻子扬言要与自己离婚,妻子可能移情别恋,离开自己;二是缺乏有效解决问题的行为模式。自己产生疑虑,不知道怎样解决,而是采取自闭模式,独自胡思乱想;三是被抑郁情绪所困扰,不能自我调节,找不到不良情绪宣泄的途径;四是个性特征不良。具有吸毒人员特有的易受暗示、回避矛盾、逃避现实等负性心理特征。

五、后续处理措施

根据以上分析诊断,咨询师认为黄小兵目前需要解决的主要问题不仅是简单的调节其抑郁情绪,矫正其异常行为,更为重要的是改变他解决问题的不良行为模式和吸毒人员特有的负性心理特征。采取的具体矫治措施有:

(一)开展深入讨论

要求其写一封信给妻子,主要谈他对妻子猜疑的原因及忧虑,写好后不寄出。然后,咨询师与其讨论给自身带来忧虑与担心的因素,作为释放抑郁感觉的过程。

(二)建立社会支持

与其家庭取得联系,引导其主动采用电话、书信等方式与妻子沟通,以缓解其猜疑、自卑心理,减轻抑郁困扰;同时与父母进行沟通,帮助其建立良好的社会支持系统。

(三)转变思维模式

用浅显易懂的语言和图片向其解释改变看法可以产生不同的情感反应的道理,引导其多角度思考问题,转变黄小兵爱钻牛角尖的思维特点。

(四)参加文体活动

由中队安排,鼓励其参加多种形式的文艺、体育活动,使其压抑的内在情绪寻找到一个释放渠道,排解其抑郁情绪。

六、矫治结果

(一)自我评定

经过二个月时间矫治,黄小兵自称感觉轻松了许多,对妻子的猜疑及对未来生活的忧虑大大减轻。

(二)他人评定

中队民警反映,黄小兵失眠次数减少,晚上沉思时的自言自语、忽哭忽笑等异常行为已基本消除,生活已基本恢复正常,但有时注意力还不太集中,能与他人正常交流,并主动参加一些娱乐活动。

（三）心理测试

再次抑郁自评（SDS）测试得分 50 分，表明抑郁情绪基本消除。

【案例五】

让音乐滋养心灵之花

——运用音乐疗法矫治戒毒人员社交焦虑的团体咨询案例 *

关于如何解决戒毒人员心理问题，涌现了大量的治疗方法，其中音乐疗法作为一种新兴的深具潜力的治疗方法脱颖而出。音乐疗法作为戒毒场所心理教育和心理辅导的有效手段，对于预防和治疗戒毒人员的心理问题，调整不良情绪，培养健康情感，消除人际障碍等具有非常重要的作用。

一、音乐治疗的原理

传统的心理治疗是以语言为媒介，强调人的理性作用，它主张通过纠正来访者头脑中不合理的认知观念来达到改变不良情绪的目的，即"认知决定情绪"。但是经常发生的现象是道理都明白，但就是不能控制自己的情绪。美国心理学家汤姆金斯提出了"情绪的动机理论"，他认为情绪在人的生存和发展过程中起着至关重要的作用，情绪是人的第一动机系统，它决定着人的认知方向和人格发展方向，在这种情况下音乐治疗就显得较为有效。因为音乐治疗是以音乐为媒介，直接作用于情绪，通过改变情绪来改变人的精神状态，进而改变人的思想认识，或引起人的身心变化，它强调"情绪决定认知"。

音乐疗法的实施，基于以下基本原理：（1）同质原理。所用的乐曲能够与来访者的情绪、精神节律相同步，则能令来访者接受，并发挥其有效的作用。根据同质原理，在人们兴奋、焦虑、愤怒等不同情况下，灵活运用音乐乐曲，使兴奋的人感到镇静，焦虑的人感到有所发泄，愤怒的人感到怒火逐渐熄灭。（2）精神发泄的效果。应用同质音乐，通过来访者自己的发泄唤起自身的自我治愈力发挥作用。对不良情绪进行发泄，起到的是"净化"心灵的作用。（3）弛缓效果。旋律丰富的乐曲可使人们养心安神，让紧张状态松弛下来，有缓和人们身心紧张的作用。（4）通过参加者演奏乐器（或参加合唱）使其恢复自信和平衡感，通过合奏训练使其建立团体意识，培养集体观念，并乐于参加集体活动。

二、音乐治疗的基本方法

音乐治疗的方法虽然很多，但是大致可以分为三种：接受式、再创造式和即兴演奏式。接受式音乐治疗的方法是通过聆听音乐的过程来达到治疗的目的，包括歌曲讨论、音乐同步、音乐引导想象、投射式音乐聆听、音乐肌肉放松训练、音乐处方等；再创造式音乐治疗的方法是通过主动参与演唱、演奏现有的音乐作品，根据治疗的需要对现有的作品进行改变的

＊ 本案例由浙江省十里坪劳教所心理矫治中心甄园园提供。

各种音乐活动(包括演唱、演奏、创作等)来达到治疗的目的,包括工娱疗法、参与性音乐疗法等;即兴演奏式音乐治疗方法是通过在特定的乐器上随心所欲地即兴演奏音乐的活动来达到治疗的目的,包括音乐心理剧、即兴创作评估、奥尔夫的即兴创作法等。

三、咨询目标与准备

(一)咨询目标

帮助戒毒人员缓解社交焦虑,建立和谐的人际关系。戒毒人员突出表现为情绪化严重、冲动、攻击性比较强,人际关系比较紧张,组员之间不能和谐共处,相互指责,团体意识较差。

(二)准备工作

在戒毒人员中采取自愿报名的方式招募成员共10人,均达到初中以上文化程度。其中人际交往消极的戒毒人员占60%,人际交往积极的戒毒人员的占40%,消极的求助者过多会使小组死气沉沉,活动难以开展;积极求助者过多会使消极求助者更加退缩,失去安全感。这种小组称之为"异质小组"。治疗之前,采用SCL90对10名戒毒人员进行测试。对测试结果进行统计显示,人际敏感、抑郁、焦虑、敌对分数较高。

咨询师向戒毒人员集中讲解音乐疗法的原理、过程和结果,并引导他们初次体验。小组成员的座位安排形成一个圆圈,使每一个成员,包括咨询师都有一个平等的位置。

四、治疗过程

整个治疗分三个阶段,包括节奏练习、音乐律动、乐器演奏以及音乐冥想四部分活动。每次治疗都以《美丽心情》开始,《阳光总在风雨后》结束,中间由节奏练习、音乐律动、乐器演奏和音乐冥想等四部分活动框架构成。

第1阶段:开始阶段

从"你好歌"开始介绍每一个成员,大家自我介绍,相互熟悉。在咨询师的引导下,每个人依次唱着"我叫某某某,你的名字是什么?"身体配合音乐的节奏,做出介绍自己,亲近他人的动作。通过"热身",戒毒人员们很快进入了状态,欢笑声、问候声响成一片,大家从开始的陌生、有距离感到相互熟识。然后讲解团体音乐治疗的方法、目的,与求助者共同制定团体公约,要求他们写下小组公约,签上自己名字,并要求每个求助者用一句话概括自己入组的目标。

第2阶段:音乐活动参与阶段

这个阶段主要包括节奏练习、音乐律动、乐器演奏以及音乐冥想等四部分活动。

1.节奏练习

咨询师要求戒毒人员做简单的节奏练习,考虑到有些戒毒人员的节奏感不强,咨询师先从富有规律性的语言入手,即顺口溜或歌谣,如"吃葡萄不吐葡萄皮,不吃葡萄倒吐葡萄皮"等,让戒毒人员学习理解并识别基本节奏,并跟随音乐,放松身体,加强身体的感知力,鼓励戒毒人员在团体内相互学习,促进与人交往,建立相互信任与接纳的团体氛围。接着咨询师通过播放《幸福拍手歌》,要求每个成员在歌曲中按歌词内容做相应动作或按音乐的旋律打出节奏,或由某位求助者单独做出歌词内容的动作,其他人模仿,目的在于促进互动意识以及模仿能力,激发个体参与集体活动的主动性。在节奏练习的基础上进行演唱歌曲。歌唱可以激发对自我及他人的意识,可以促进个体和团体的整体感觉,齐唱可以使个体融入集体当中,消除孤独感。《美丽心情》用在每次治疗的开始,作为团体训练的准备活动。歌唱时要求求助者之间微笑、握手、保持一种愉快的心情,促进个体对自我以及他人的意识。

2.音乐律动

即根据乐曲即兴表演,咨询师选取了节奏感强的乐曲《NOBODY》,要求戒毒人员根据旋律做出相应的动作,每个人一次表演,这一活动调动了戒毒人员的热情参与,很多人从拘谨到随意,能够按照音乐的节拍进行动作创意,每个人的表演都赢得了大家热烈的掌声。在这一环节结束后戒毒人员们感到自己与他人的相处更加融洽了,感到"原来与他人相处并不难,只要我们主动伸出手,就能赢得别人的接纳,自己走出一小步,就走入群体一大步。"

3.乐器即兴演奏

咨询师让戒毒人员用简单的乐器即兴演奏乐曲《喜洋洋》,一方面它可以为成员提供沟通机会,激发互动,从而消除社交焦虑并提高人际交往技巧;另一方面通过乐器演奏可以使身体和情绪都得到满足,并使他们全身心的参与其中,感受音乐的魅力。咨询师把小组成员分成不同的音区,使用数种乐器,随着乐曲的节奏进行分奏或合奏,共同完成乐曲的演奏。戒毒人员自己选取了不同的乐器,有沙锤、三角铁、手鼓等,两个人员为一个乐组,每个小组的节拍各不相同,根据分配的乐章进行演奏。开始前进行分组节奏训练,每组成员出现了不合拍的现象,忽快忽慢,经过双方相互交流,最终取得了一致。然后进行全体合奏,在合奏中,出现了更多问题,合奏得一塌糊涂,咨询师引导成员就这一问题进行了交流,开始成员相互埋怨,指责他人没有掌握节奏,忽快忽慢,导致"音乐成了噪音"。咨询师启发大家思考问题:每个人手中都有乐器,大家为什么不能合拍?别人的问题我们可以发现,那我们自己有没有问题?在咨询师的引导下,大家达成了这样的共识:每一个成员控制自己的节奏,与大家合拍;每一种乐器需要在合适的时间出现,才能展示出优美的音色;大家要步调一致,齐心协力,才能合奏出优美的音乐。

4.音乐冥想

事先由咨询师对音乐作品进行讲解,使戒毒人员深刻理解"音乐处方"中的曲目与自己情绪的关系,并根据语言的提示展开想象。这里运用的音乐是古曲《平湖秋月》、门德尔松的《仲夏夜之梦》、莫扎特的《G大调弦乐小夜曲》,在优美音乐的衬托下,进入音乐冥想阶段,咨询师给予求助者引导语:"放松你的身体,抛开你的烦恼"、"每个人,在一生中都会遇到疾病、痛苦、挫折和失败。让我们打开记忆的闸门,拉开回忆的序幕,让过去的往事浮现在我们的眼前……",成员们进行音乐冥想,在语言的提示下,想象以前的成长经历,结合治疗师的引导总结自己的优点以及成功的事例,鼓励自己,给自己信心和力量。

最后音乐治疗师可以在治疗结束后播放《阳光总在风雨后》鼓励大家增强信心,用饱满的激情迎接每一天。

在整个集体音乐治疗的过程中,即兴乐器演奏占较大比重,即兴演奏是表达、释放情绪的最佳方式。因此对社交焦虑戒毒人员情绪的调整主要通过情绪的释放和情绪控制训练两方面,也就是随着求助者情绪的发展进行即兴的演奏,来达到情绪的释放和最终能够控制情绪的目的。

第3阶段:总结阶段

在戒毒人员的社会交往中,许多社交问题都与缺乏正确的自我意识、自信心不足有关。在团体活动的训练中安排一系列互动活动,来帮助求助者进行自我探索,深化自我认识,了解自己的优点,从而建立新的自我认同模式和对他人的接纳态度。

五、治疗效果

旋律流畅的音乐缓缓流淌,在音乐创设的优美意境中戒毒人员的心灵得到了净化,参加活动的戒毒人员都表现出极大的参与兴趣和积极的体验态度,经过数次治疗,再次运用SCL90量表对 10 名戒毒人员进行测试,统计结果显示,先前分数较高的人际敏感、抑郁、焦虑、敌对等因子分有了明显降低。

六、总　结

团体音乐治疗提供了一个相对典型的社会现实环境,在自由、宽容的氛围中进行活动,借助于音乐形式,使人际交往消极的求助者在情感上与和他具有同样问题的求助者产生共鸣,认识到别人也有跟自己相同的问题,自己支持别人,也将得到别人的支持,这样会使求助者感到踏实、温暖、有归属感。同时,通过在团体中人际交往的观察、体验、分析,求助者能够体会自己平常在社会环境中与人相处容易出现的问题,从而进行自我反省,通过相互学习,交换经验,可以增加相互间的尊重和了解,并建立起相互理解、相互信任的良好的人际关系。比如音乐节奏训练要求参与者密切的配合,任何合作上的失误都会马上出现不谐和的音符,而且音乐本身具有一种强大的力量让所有参与者自觉地进行合作,在共同的参与过程中,戒毒人员的认知得到改变,逐渐让其体会到建立良好人际关系的重要性,并进一步把这种合作能力泛化和转移到日常生活中,最终成为他们的一种自觉行为。戒毒人员们在参加完音乐节奏训练后都有共同的感受:虽然分为不同的音区,每个人手持的乐器也不相同,但是大家必须要合拍,克服有可能破坏音乐和谐的任何自我冲动和个性表现行为,才能合奏出悦耳的乐曲。戒毒人员在参与音乐活动的过程中学习了与他人合作、相处的能力和技巧,同时也为自己创造了一个和谐的人际交往环境。

【案例六】

风雨过后见彩虹
——因受骗、失恋而导致严重心理问题的案例报告 *

一、一般资料

（一）人口学资料

王某,1979 年 5 月出生,浙江乐清人,高中文化,未婚,因打架斗殴吸毒被决定劳动教养一年半,第一次咨询时距入所时间为三个半月。

（二）个人成长史

王某为家中独子,足月顺产,母亲身体健康,孕、产及哺乳期未服用特殊药物。自幼性格

---

　* 本案例由浙江省十里坪劳教所徐宣、黄忠明提供。

外向、热情,争强好胜。高中毕业后子承父业,开有一家电器商行,经济条件较好。2009年6月因打架斗殴吸毒被决定劳动教养一年半。身体健康,无重大疾病史,家族无精神疾病史。

（三）精神状态

感知觉、记忆及思维未见异常,情绪低落,人格相对稳定。

（四）身体状态

失眠、无食欲,躯体医学检查正常。

（五）社会功能

可以正常参加学习、劳动但效率不高,提不起精神,与同教关系紧张,有顶撞队长现象发生。

（六）心理测试结果与分析

根据求助者的陈述,选择SCL-90量表进行测试。

SCL-90量表测试结果列表如下:

项　目	躯体化	强迫	人际关系	抑郁	焦虑	敌对	惊恐	偏执	精神病性	其他	总分
因子分	1.92	3.2	3.11	3.85	3.5	3.83	1.57	2.83	3.2	3	263

说明求助者在强迫、人际关系、抑郁、焦虑、敌对、偏执、精神病性、其他因子分均≥2,总分263分,明显高于常模临界值。

二、主述与个人陈述

主述:心情烦躁、情绪低落,易激惹。

个人陈述:家庭经济条件一直较好,由于是独子,父母一直较宠爱,有求必应,学习成绩一般。好交朋友,为人大方,对朋友也是有求必应。一年前朋友去外地做生意问他借了三十万元,说好三个月后归还。在此期间朋友曾有向他述说生意不顺,他也曾宽慰过他。但三个月后打朋友手机关机,至今音信全无。经打听说生意破产朋友跑到外地躲债了。对此觉得自己像个白痴,对人那么诚心,换来的却是被欺骗。由于心情不好开始吸毒,一次酒后与人发生争执动起手结果造成对方轻伤被送劳动教养一年半。自从进了劳教所后,原来一直相处很好的女朋友也没了音信,更感觉到这世上没人可信,友情、爱情都是空的,感觉看一切都是灰蒙蒙的,情绪一直很低落,最近三个月来失眠、无食欲,与同教相处得也不好,经常会为一点小事吵架,有两次还差点动起手,有时和民警也会发生顶撞,觉得民警有偏袒。心里感到很烦躁,也知道这样不好,想控制但就是控制不住。经中队民警建议,抱着试试看的态度来心理咨询。

三、咨询师观察和他人反映

咨询师观察结果:第一次王某由民警陪同前来,表情低沉,情绪明显低落,脸部皮肤较暗,无光泽,入座后坐姿略向前倾,讲话声音缓慢但清晰,意识清楚,言语流利,无幻觉、妄想,自知力完整,求助愿望一般。

包教民警反映:王某自投教后情绪一直低落,学习、劳动无精打采,与同教学员关系紧张,易冲动,投教时间不长但因违规违纪已被罚分三次,与管理民警也有顶撞现象发生。

四、评估与诊断

(一)心理状态评估

该求助者情绪不稳定,脾气暴躁易怒,心情压抑,虽然可以正常参加学习与劳动,但效率低,人际关系出现问题,心理健康状态不佳。

(二)初步诊断

严重心理问题。

(三)诊断依据

1. 由强烈现实刺激引发;

2. 痛苦体验持续时间较长,在2个月以上半年以下,自己无法摆脱;

3. 初始情绪反应激烈,不能理智控制,生活、学习、劳动效率下降,人际交往受影响。

(四)鉴别诊断

1. 按照心理正常与异常区分三原则,求助者的问题不属于精神疾病。理由是:求助者主观世界与客观世界相统一,问题的出现有诱因,本人对症状有自知力,并且内心感到痛苦,有求助愿望。情绪、认知与行为具有协调一致的关系,人格特征保持相对的稳定性,没有幻觉、妄想等精神病性症状,可以排除精神病性障碍。

2. 由于该求助者内心冲突与现实刺激相关联,涉及公认的重要生活事件,有明显道德性质,属于常形冲突,因此可以排除神经症和神经症性心理问题。

3. 由于该求助者问题持续时间较长,情绪反应激烈,社会功能有一定受损,所以可排除一般心理问题。

4. 求助者虽有失眠、无食欲现象,脸部皮肤灰暗无光,但没有其他躯体性病变,可以排除躯体疾病。

(五)对该求助者心理问题的原因分析

1. 生物因素:没有明显的身体疾病和器质原因。

2. 社会因素:(1)现在产生的心理问题与其童年成长经历有关。自幼家境较好,父母宠爱,生活经历一帆风顺,对挫折的应对能力不够;(2)因朋友失信造成经济损失,对友情产生不信任,因女朋友无音信对爱情绝望,因打架被送劳教对身份转换的不适应、对目前环境的不适应,一连串事件的发生使其产生巨大的心理压力。

3. 心理因素:求助者性格争强好胜、自尊心较强,适应能力差,情绪不稳定。

五、咨询目标的制定

(一)近期目标

缓解求助者的烦躁、焦虑情绪,缓解睡眠障碍,逐步提高其学习与劳动的兴趣,消除不良行为。

(二)长远目标

完善求助者的认知,形成合理信念,增强其心理承受能力,提高应对挫折能力。

六、咨询方案的制定

(一)主要咨询方法与原理

方法:认知—行为疗法中的合理情绪疗法。

原理:是美国著名心理学家阿尔波特·埃利斯首创。该方法旨在通过纯理性分析和逻辑思辨的途径,改变求助者的非理性观念,以帮助他解决情绪和行为上的问题,以合理的人生观来创造生活,维护心理健康,促进人格的全面发展。合理情绪疗法的基本理论主要是 ABC 理论。在 ABC 理论模式中,A 是指诱发性事件;B 是指个体在遇到诱发事件之后相应而生的信念,即他对这一事件的看法、解释和评价;C 是指诱发事件发生后,个体的情绪反映及行为结果。通常人们认为,人的情绪和行为反应是直接由诱发性事件 A 引起的,即 A 引起了 C。但合理情绪疗法的 ABC 理论指出,诱发性事件 A 只是引起情绪及行为反应的间接原因,不是直接原因,而人们对诱发性事件所持的信念、看法、评价和理解即 B,才是引起人的情绪及行为反应的更直接的原因。

(二)双方约定了责任、权利和义务

1. 求助者的责任、权利和义务

责任:(1)向咨询师提供与心理问题有关的真实资料;(2)积极主动地与咨询师一起探索解决问题的方法;(3)完成双方商定的家庭作业。

权利:(1)有权利了解咨询师的受训背景和执业资格;(2)有权利了解咨询的具体方法、过程和原理;(3)有权利选择或更换咨询师;(4)有权利提出转介或中止咨询;(5)对咨询方案的内容有知情权、协商权和选择权。

义务:(1)遵守咨询机构的相关规定;(2)遵守和执行商定好的咨询方案各方面的内容;(3)尊重咨询师,遵守预约时间,如有特殊情况提前告知咨询师。

2. 咨询师的责任、权利和义务

责任:(1)遵守职业道德,遵守国家有关的法律法规;(2)帮助求助者解决心理问题;(3)严格遵守保密原则,并说明保密例外。

权利:(1)有权利了解与求助者心理问题有关的个人资料;(2)有权利选择合适的求助者;(3)本着对求助者负责的态度,有权提出转介或中止咨询。

义务:(1)向求助者介绍自己的受训背景,出示执业资格等相关证件;(2)遵守咨询机构的有关规定;(3)遵守和执行商定好的咨询各方面的内容;(4)尊重求助者,遵守预约时间,如有特殊情况提前告知求助者。

(三)咨询时间

每周 1 次,每次约 50 分钟。

(四)咨询收费

不收费。

七、咨询过程

(一)咨询过程的三个阶段

1. 心理诊断评估与咨询关系建立阶段;

2. 心理咨询阶段;

3. 结束与巩固阶段。

(二)具体咨询过程

1. 第一次:2009 年 8 月 6 日

目的:建立良好的咨询关系,了解相关信息,作出初步诊断,确立咨询目标,制定实施方案。

过程:在第一次咨询中,首先让求助者感到自己是被尊重的,咨询师是可被信任的。通过请坐、端上一杯水、打开空调等一些小动作缓解了求助者的紧张心理,通过询问近况及家人情况打开了求助者的话头,形成一种安全、信任的咨询范围,通过摄入性会谈了解了求助者的临床资料,如个人成长经历、问题的表现与形成原因以及求助者的主要人格特征及社会支持情况,并通过量表测试对其心理进行评估,从而形成初步诊断。在交谈的过程中发现求助者对事物的看法存在偏见,对事情的结果有错误的理解,继而产生不良的情绪体验。因此向求助者介绍了合理情绪疗法的原理,解说了合理情绪疗法关于情绪的 ABC 理论,经协商决定采用合理情绪疗法来改变他的不合理认知。

咨询师:近段时间你的情绪比较暴躁,你能说说是什么原因吗?

求助者:我被朋友骗了 30 万元,自己打了一次架就被送到这里劳教,女朋友也不理不睬,这么多的事情发生你说我心情还好得起来吗?

咨询师:这些事情的发生确实让人恼火,换成其他人也会这样懊恼的,但是你的这种情绪持续好几个月了,你有没想过找个办法解决呢?

求助者:想过,但是没用,只要一想到这些事马上就气冲上来,睡不着觉。

咨询师:那你有没思考过让你情绪不好的真正原因呢?

求助者:还有什么原因? 不就是这些事引起的吗?

咨询师:实际上这些事件只是诱发事件,让你情绪不好并持续这么长时间的背后原因是你对这些事件的看法与想法。

求助者:看法与想法? 我的看法与想法不也正是因为这些事而来吗?

咨询师:对,看法与想法是因此而来,但是同样的事不同的人会有不同的看法,有的合理有的不合理,不合理就会导致不良情绪和行为的发生。

求助者:碰到这样的事还会产生什么好的情绪? 你倒说说看。

咨询师:好,我们先来看看借钱被骗这事。我们来看看,这事发生后你除了懊恼之外还有什么其他的想法?

求助者:我一天打他十几次手机都打不通,那时如果让我碰到他我杀了他的心都有。你想,从小到大,朋友们有事都找我商量拿主意,有什么困难我都帮他们解决,我对他们这么够义气,但现在我得到了什么? 我就像傻瓜一样被别人玩弄,被别人笑话,你说我还有什么面子? 我还能相信谁?

咨询师:那你的意思就是说这样的事情发生在你身上是很丢人的?

求助者:是的。

咨询师:从这个事情上你得出了个结论,那就是不能相信任何人了?

求助者:是的。

咨询师:那现在我们来看看在这件事上你的想法是哪些:第一,你对朋友讲义气,他们也应该一样对你;第二,在你身上发生被骗的事是很不应该的,是很丢人的;第三,你被朋友欺骗,所以认为世上没有人可让你相信。是不是?

求助者:是的。

咨询师:好,那下面让我们来看看 RET 自助量表。

布置家庭作业:填写 RET 自助量表,在下一次咨询时带来。

2.第二次:2009 年 8 月 13 日

目的:缓解焦虑情绪,通过 ABC 理论的进一步解说,使求助者明白他的情绪问题不是由于生活事件的影响而是自己的不合理信念造成的。

过程:

(1)求助者自述上次咨询回去后认真填写了 RET 量表,对照量表发现了一些符合自己情况的 B,但是情绪还是不能很好控制,失眠现象还存在。针对这种情况,对求助者进行了放松训练。①每次想发脾气时心里默念数字从 1 到 20;②在指导语的暗示下缓慢呼吸,由头到足的逐部体验放松、温暖的感觉。

(2)进一步明确求助者的不合理信念,针对求助者的观点进行提问,促进求助者对合理信念的领悟。

咨询师:你因为被朋友欺骗,因此对友情失望,因为女朋友无音信而对爱情绝望是吗?

求助者:是的,我对他们那么好,他们却这样对我,从此以后我再也不愿意相信任何人了。

咨询师:被欺骗确实是一件很令人生气的事,你感到愤怒这是正常的反应,但是你却因此再也不愿意相信任何人,这就是一种不合理的信念,这就是不合理信念中所说的"以偏概全",你被一个朋友欺骗,并不意味着所有朋友都会欺骗你,你其他的朋友难道也都欺骗你了吗?

求助者:这倒没有,我到这里来,我其他朋友还想办法来看我,或写信安慰我,对我也不错的。

咨询师:我们再来看看你的女朋友的事,你认为她在你危难时离开你让你感到很伤心是吗?

求助者:是的。我对她那么好,现在我有了事,她却离我而去,我那么爱她,她难道不应该在这个时候在我身边安慰我、鼓励我?

咨询师:这个事情的发生确实让人遗憾,但是你是不是认为你那么爱她她就必须也一样的爱你?

求助者:是的。

咨询师:这也是 ABC 理论中所说的一种不合理信念,即绝对化的要求。这是一种走极端式的认知方式,也是不合理信念中最常见的一种,人们往往喜欢把自己的希望、爱好升级为"必须、绝对应该",并且把他们强加于自己、外人和外部世界。当别人不按照这种要求行事时,我们就会变得非常痛苦。你看你是不是这样?

……

布置家庭作业:RET 自助表。要求求助者在找出符合自己情况的 B 后,要对 B 进行逐一分析,写出自己认为合理的 B。

3.第 3 次:2009 年 8 月 20 日

目的:利用与不合理信念辩论的方法,使求助者修正或放弃原来的不合理信念,并代之以合理信念。

过程：

（1）按照求助者列出来的表，找出其不合理的信念。主要有：1.我是个聪明的人，我必须干得棒或非常棒；2.我被朋友欺骗，被别人笑话，我一点面子也没有了，是一个在人前抬不起头的人；3.我的生活应该一帆风顺，没有麻烦；4.我遇到的是在我生命中非常严重的事，这是极其糟糕可怕的。5.我爱的人也应该同样爱我。

（2）针对以上不合理信念，用以下合理信念代替：①我是个聪明的人，但再聪明的人也会犯错；②我被朋友欺骗，但吃一堑长一智，社会很复杂，有这样的事发生是很正常的；③没有人生活都是一帆风顺的，那只是一种理想化的想法；④这些事情的发生确实不好，但还不至于糟糕到我想象的程度；⑤我不能把自己的标准强加给别人，我爱谁是我的权利，但别人没有义务要同样地爱我。

咨询师：你说你的女朋友无音信，在你危难时抛弃你，那你有没有想过你到这里来给她的打击？

沉默……

求助者：我没想过，我只想到我钱被骗，心情不好，打架也是情有可原，她应该理解我，在这个时候应该关心我。

咨询师：那你到这里和她联系过吗？

求助者：没有，我想应该她主动的来关心我，因为现在我是弱势。

咨询师：那现在我们站在她的角度来看看这件事。你想想看，如果现在你是她，碰到这样的事会怎么想？

思考……

求助者：现在想想也许她也是很难过的。一个女的在外面，要承受别人的风言风语，还要一个人忍受孤独与寂寞，确实也挺难的。再说现在也不能确定她是不是决定与我分手，因为都还没有联系过，也许事情没有发展到这个地步。真的发展到这一步，我也要为她想想，这也是她的权利。

咨询师：很好，现在你已经学会用换位思考的方法来看问题了，而且能自然面对问题的发生，能够理解与接受了。你同样也可以用这种方法去分析一下你朋友借钱这件事。

……

布置家庭作业：学会用合理的信念对自己的不合理信念进行驳斥。

4.第4次：2009年8月27日

目的：巩固咨询效果，强化合理信念，提高应对挫折能力，最终学会用合理信念处理问题与解决问题。

过程：在这次咨询中，求助者陈述了自己一星期来的变化，告诉咨询师自己已主动写信给女朋友，与其进行沟通，也在想办法与那位借钱的朋友取得联系，如果联系上了与他商讨一个解决的办法。现在心情好了很多，碰到事也会在脑中多打打问号了，看问题不再那么片面。

布置家庭作业：一是进一步学会信念、情绪和行为之间的关系，强化合理信念；二是必要时对自己的不良情绪和行为进行记录,善于驳斥,再替之以合理情绪和行为;三是碰到事时记得放松自己,学会控制自己情绪。

通过四次咨询,求助者的一些不合理信念得到了修正,困扰求助者的不良情绪与行为也有了改善。咨询到此结束。

八、咨询效果的评估与结束阶段

求助者自我评估:经过咨询,消除了不良情绪,轻松了很多,还学会了对不合理信念进行批驳,学会换位思考,感到自己收获很大。现在失眠问题已解决,食欲也恢复正常。与女朋友消除了误会,重归于好。借钱的朋友还没联系上,但心里不再焦躁,等出去以后再处理这件事也来得及。

求助者周围人员评估:与咨询前相比改变很大,现在有说有笑,很开朗,学习、劳动都不错,与同教之间的矛盾少了,碰到事情知道思考了,违规违纪近来也没发生过。

咨询师评估:咨询的近期目标与长远目标基本实现,求助者的不良情绪基本消除,改善了原来的偏执想法与行为,学会用合理信念替代不合理信念,效果较好。

九、咨询前后心理测验结果比较

时间对比	项目	躯体化	强迫	人际关系	抑郁	焦虑	敌对	惊恐	偏执	精神病性	其他	总分
咨询前	因子分	1.92	3.2	3.11	3.85	3.50	3.83	1.57	2.83	3.2	3.00	263
咨询后	因子分	1.42	1.20	1.00	1.15	1.50	1.00	1.00	1.17	1.30	1.29	110

【案例七】

寻找被遗落灵魂

——运用沙盘疗法治疗抑郁戒毒人员的个案研究 *

一、引　言

抑郁症是情感性精神障碍的一种,抑郁发作以心境低落为主,与其处境不相称,可以从闷闷不乐到悲痛欲绝,甚至发生木僵。严重者可出现幻觉、妄想等精神症状。抑郁症的临床表现主要为:情绪抑郁、自责自罪、兴致缺乏、精力减退、精神运动性弛缓,同时伴有一定的比如失眠早醒、食欲减退等躯体症状。沙盘疗法是一种精神分析心理治疗方法,它是在咨询者的陪伴下,通过非言语的手段,让来访者从玩具架上自由挑选玩具,在盛有细沙的特制箱子里进行自我表现,展现来访者无意识中的冲突,让来访者明白抑郁产生的真正原因,使来访者的无意识整合到意识中,即无意识意识化,同时沙盘疗法特别强调安全与受保护,它可以让患者以一种非语言的方式释放自己的情绪,同时修复心理创伤。它是一种从人的心理深

＊　本案例由浙江省十里坪戒毒所心理矫治中心李志军、刘胜荣提供。

层来促进人格改变的心理治疗方法。沙盘疗法最基本的配置包括一个或两个沙箱(一个干沙,一个湿沙),各种各样的小玩具模型,这些玩具模型可以表现人物、思想、状态、情感以及众多无限潜在的可能性。来访者从中选择自己需要的模型、玩具在沙箱中摆放、表演,从而充分展现自己的内在世界,表达自己的情感体验,并从中获得对自身心灵的知性理解和情感关怀。目前沙盘疗法在缓解焦虑以及对自杀未遂者的干预等方面有良好作用,那么对于抑郁症,沙盘疗法是否有很好的治疗效果呢,本研究采用个案研究的方法,对一例抑郁症患者进行治疗,以便为目前戒毒场所发病率很高的抑郁症的心理治疗提供借鉴和参考。

二、基本情况

王某,男,1986 年 12 月出生,未婚,湖北武昌人,初中毕业,有一妹妹,出生顺利,身体发育正常,因吸毒被强制隔离戒毒,现在某戒毒所六大队。家住农村,父亲在浙江温州经商。父亲初中文化,性情粗暴,不孝顺,人际差,母亲小学文化,家庭经济状况良好,家庭关系紧张,自己 6 岁前一直由乡下外祖父母抚养,因吸毒被强制隔离戒毒,现在某戒毒所六大队,近三个月来,心里越发难受,常独自落泪,不愿参与集体活动,不与同伴交流,被送心理矫治中心心理门诊。

王某 6 岁之前一直生活在乡下的外祖父母家,一般只有假期或者过年才能与父母相见。他有一个小自己 4 岁的妹妹,一直跟随父母身边,受到父母宠爱,妹妹和自己也不亲近,每次与父母相见的时候感觉到的是拘束。6 岁回到父母家中,在家里没有温馨感与归属感,父子往往一见面就吵架,还经常被父亲实施家暴,母亲往往站在一边不劝阻,痛恨父亲,抱怨母亲。王某描述初三是个转折点,原来成绩一直很优秀,但在一次比较重要的考试中发挥失常。王某描述自从那次考试以后就有一种深深的自卑萦绕在心里,尽管自己很清楚不应该自卑,但是意识中有一种压抑不住的冲动,怕见任何人,怕被人嘲笑,不敢独自出门,不敢随便与别人说话。王某描述初中后在生活中仍然没有自信,感觉周围的同学都比自己强,有过自杀念头,但是没有具体行动。

三、心理诊断评估

用 Beck(BDI)抑郁问卷和抑郁自评量表(SDS)进行心理测试,得分 BDI 为 20 分(5～13 分为轻度;14～20 分为中度;21 分以上为重度,SDS 标准分 64 分(53～62 为轻度抑郁;63～72 为中度抑郁;72 以上为重度抑郁)。但考虑到王某抑郁症的临床表现程度较重,情绪抑郁白天较轻,夜间较重,并有一定程度的焦虑、强迫症状和敌对情绪,故诊断为中度抑郁症。

四、心理干预方法

采用以沙盘治疗为主,面谈为辅的干预手段。本次治疗采用的是自发性沙盘治疗,每次沙盘治疗包含创造世界、体验及重新配置、治疗、记录、过渡、拆除世界 6 个阶段,并在过程中让来访者对自己制作的沙盘命名。沙盘疗法理论认为个体有能力凭借自己的力量超越当前的心灵环境,但由于各种原因暂时被抑制住了,沙盘治疗者营造一个自由且受保护的空间,以母亲般的态度,静默地见证来访者内在世界的表现,共感地陪伴和参与来访者心灵痊愈的历程,激活个体内心的这种自我治愈机制,为来访者提供一个朝向整体性前进的机会。沙盘为咨询者提供了一种其他咨询方法可能无法达到的洞察个体内心世界的有效途径。对王某的心理治疗过程包括8次沙盘治疗和9次面谈,持续5个月时间(中间因出差暂停一个月)。根据咨询进程及咨询过程中王某心理的发展变化,将咨询分为四个阶段:问题呈现阶段、阻抗阶段、转变阶段、结束阶段。

(一)问题呈现阶段(包括2次面谈,3次沙盘)

通过面谈发现王某有"为自己树立了高得不能现实的目标,于是不断地被现实与目标之间的差距所挫败"和"没能达到预期的完美,就会觉得失败了;如果达到了预期,也体会不到成功的快乐,因为只是做了应该做的事"等完美主义的倾向,有关研究表明抑郁症与适应不良完美主义显著正相关。王某的第一次沙盘作品充分展现了他的问题(见图1)。

第1次沙盘作品(见图1):家。王某描述的是家附近的场景,先是将两所房子挑出来,在两所房子之间放置了一座桥,作品的右下方摆放了一个男孩。王某挑选了一个外表华丽的小男孩代表自己,因为他希望自己是那样的。华丽的男孩子是他完美主义的一种表现,希望自己各方面都尽善尽美。在房子后面放置一棵树,并解释房子要有个依靠。在介入治疗的阶段,王某将房子和树移开一段距离,并表示这是他现在的状态,父母只对他的成绩关心,而对人并不关心,现实中父母并不能给他依靠与支持。王某在沙盘中间的位置摆放了一个男性老者,这老者代表的是他外公。王某表示这是他渴望的一种心态,他目前没有这种平和心态,他希望自己各方面表现完美,研究表明抑郁症患者常常具有这种追求完美的人格特点。同时这个玩具还表现出一种避世态度,与王某目前逃避现实的现状是一致的,不愿意接

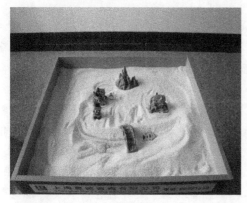

图1

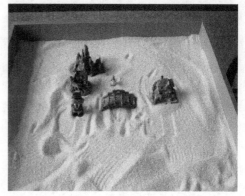

图2

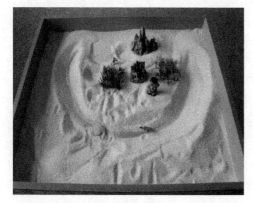

图3

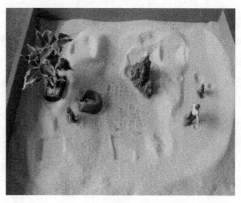

图4

受自己变得平庸、落魄、甚至堕落的现实。第二次、第三次的沙盘同样展现了王某的问题。第二次沙盘作品王某命名的主题是"平时"(见图2),王某摆的是他理想中的家平时的形象。王某特别强调客厅里放的鱼:"鱼表明自己是兴趣斑斓的人,希望自己成为多面手,在人际交往、做事的方式、学习的方式、基本能力上都要比较好,有一些特长。"这些都是王某追求完美人格特质的一种反映,沙盘主题的命名也显示了王某希望自己平时就要这样。第三次沙盘作品(见图3)摆的是一个世外桃源的场景。自己描述:父母对自己很不关心,但是对自己要求很严,自己做的尽管很好但仍不能满足父母的要求。在父母面前自己向往隐居的生活或者是避世,很想突破现在的小圈子,寻找人活着的真正意义。自己接受的教育就是从做的事情或者与人交往中有所收获,得到自己属于自己的东西。

(二)阻抗与治疗阶段(包含 3 次面谈,1 次沙盘)

本次沙盘王某摆了一个战争的场面(见图4)。作品摆设了一个人与人之间、动物与动物之间相互残杀的场面。王某将该作品命名为:现实中的状态。这个沙盘作品呈现的是一个荣格称之为"阴影"的原型意象,荣格用阴影来描述我们自己内心深处隐藏的或无意识的心理层面。王某对作品的描述是:人与人之间就是这种利益的争夺关系;这种残杀与争夺就是他认为的和谐状态。从心理分析的观点来看,阴影并不完全只是消极的存在,意识到阴影存在本身,已经具有某些积极的意义,觉察到自己的阴影乃至达到某种心理的整合,也是心理分析中重要的工作目标,这个阴影的呈现本身就具有重要的意义。王某对人与人之间关系的这种理解,是造成他抑郁的原因之一。

第 4 次沙盘作品:现实中的不和谐状态。分析王某的前四次沙盘作品,可以发现王某制作沙盘的时间非常短,基本上在几分钟内就结束了,因为这些场景呈现的东西都是他预先想好的,表明他只重视沙盘的结果,这是他生活状态的一种反映。王某描述自己在制作沙盘之前有不可抑制的反感。王某在制作沙盘之前的反感态度以及他对咨询师和沙盘的失望是他的一种移情表现,摆设这样的阴影场景是他的一种阻抗表现,他对沙盘反感是因为他认为沙盘如同他为了摆脱现状而采取的其他方法一样无效,但是咨询师又建议他继续咨询与制作沙盘。出现阻抗的原因在于王某有一种急躁、焦虑的心态,急于见到结果,而心理咨询和沙盘治疗又不可能立即解决他的问题,很多研究都表明完美主义患者都存在高度的焦虑水平。同时这也反映出王某有一定的依赖型人格特点,只希望借助他人实现自己的转变。这些都反映出他把希望寄托在他人身上,逃避自己的责任,希望他人提供一种方法来解决他的问题,并希望立刻见到结果,只注重结果而不重视过程的心态。希望自己能完美,但是并不去做什么,只依赖他人,表现出了一种依赖的人格特质。与王某针对这种移情表现进行了探讨,王某描述父母在自己成长过程中只重视结果,从来没有关注他具体的成长过程,不管结果有多好,在父母眼里也是不够好。通过对移情的分析,王某找到并充分理解了自己形成抑郁的原因——完美主义,并理解了自己做事情的一贯模式——依赖与逃避,认识到了自己依赖的人格特点。同时理解了形成这种完美主义的原因——父母对自己的苛求,认识到自己做事情不重视过程也是不能取得好成绩的一个原因。

(三)转变阶段(含 2 次面谈,2 次沙盘)

在这两次沙盘中,王某改变了以往用极短的时间就把自己想要的结果摆设出来的状况,能真正投入到沙盘制作中去了。第 5 次沙盘作品(见图5):田园风光,展现王某早期依恋的中断,以及王某父母对其只关心学习而不关心他的成长,同时对王某又过度严格地要求,这些都使得王某内心产生强烈的不安全感。沙盘疗法通过建立母子一体性的咨询关系,给来访者提供一个安全和自由的空间,咨询者相信来访者具有治愈和发展的潜能,接纳来访者在沙盘中的一切心像发展变化。来访者的自性原型被唤醒,治愈人格的分裂面,最终走向人格的整合。王某缺乏安全感,而王某在制作沙盘的过程中体验到的是一种安全与受保护的感觉,这本身就是一种治疗。第六次沙盘作品(见图6):王某摆设了一次争夺战的场面。虽然摆的是一个战争对峙场面,但是王某表示"这次应该说是没有上一次的畅快,因为自己摆的是战争的缘故吧。找到了那几十分钟身心愉悦享受的感觉! 好久没有过了,好久没有进入那个空间里了。战争,对于我来说没有多么大的意义,只是我知道我要投入的去摆出一个东西,只要是付出努力就行。不再思考它的意义,只是投入感情就好。"这些表明他相比以前的态度有一定的转变,开始注重过程,不过分重视事情的结果。

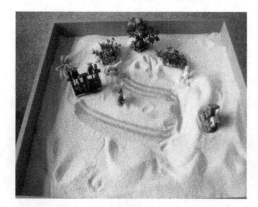

图5

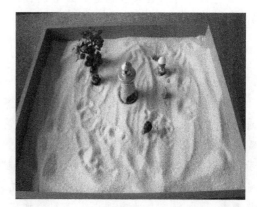

图6

(四)治疗结束阶段(含2次面谈,1次沙盘)

　　经过前一段时间的治疗,王某的抑郁水平明显降低,一些完美主义的错误观念有所改变。在咨询结束阶段王某制作了最后一次沙盘(见图8),沙盘表现的是一个非常和谐的生活场景,在这个场景中有丰富的人物,各种不同的场景,各种不同的动物,鲜花,整个作品丰富而不凌乱,生动形象,宛如失落的灵魂再次回归。

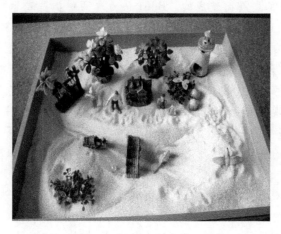

图7

(五)结束阶段

最后一次沙盘作品展现的生动形象的场景,充分表明了王某已经从自我封闭的圈子中走了出来。王某表示:"要改变自己的状态就是放开内心的束缚和改变自我封闭的状态。""每个人都会有自己的长处,最重要的不是发挥自己的,而是能够以平和的心态欣赏别人的,吸取别人的。这样既可以在虚心学习中提高,更可以一步一步改善以前一种比较扭曲的心态。"这些话表明王某的一些完美主义的人格特点得到了一定的改善,而完美主义正是抑郁的起源。对自己、他人以及学习成绩都有了较清醒的认知,同时认识到做事情需要靠自己,要重视过程,依赖性的人格特点也有一定的改变。在最后一次咨询中采用抑郁自评量表(SDS)对王某进行了测试,得分 BDI 为 4 分,SDS 标准分 44 分,诊断结果:无抑郁。同时按照抑郁症的评估标准对王某进行抑郁评估,发现抑郁症状已经基本消失。王某精神状态良好,自己认为可以结束咨询了。综合测试与评估的结果表明王某的抑郁已经基本好转,可以结束咨询。

五、讨论和建议

(一)缺失型完美主义与抑郁症

缺失型完美主义是因缺失代偿心理为基础刻意追求完美的一种心理问题。研究证明,缺失型完美主义者都容易产生失败、焦虑、愤怒、无助、失望的感觉,这些感觉与抑郁和自杀观念关系密切。自我取向的完美主义者易受成就动机的影响而抑郁。本次咨询中王某就属于由于自我取向的缺失心理与完美主义引起的抑郁症。早期对父母依恋的中断以及父母过多的批评和过于严格的要求,使得王某形成缺失心理、完美主义,而现实又不能满足这些完美要求,这些创伤与冲突造成了王某的抑郁。

(二)通过沙盘疗法促进抑郁症患者的人格成长

沙盘疗法作为精神分析的一种治疗方法,可以很好地帮助来访者发现不良认知,最终实现人格的改变与成长。心理动力学家 Blatt 提出抑郁症的两种人格基础:依赖型人格与自我批评型人格,并且认为这两种取向的形成都是来源于儿童时期与抚养者的早期不安全依恋,本文的来访者王某与其母亲因为早期的分离没有形成很好的依恋关系。研究认为依赖型人格来源于儿童与最初抚养者之间基本关系的中断,而自我批评型则是由于苛刻的、惩罚的、无情的批判性超我的发展而造成的。Blatt 认为这两种类型表示的是一种持久的、稳定的人格特质,形成于儿童早期的经验,本次研究中的王某有一定的依赖型人格。而怎样让来访者清楚客观地认识自己的人格问题是心理治疗的一个难题。沙盘疗法提供了一条途径,采用生动、形象的形式让来访者对自己的人格特点有一个清晰、深入的了解,从而很好地促进人格的成长。沙盘疗法以分析心理学为理论基础,强调的是安全与受保护,在这样的氛围中来访者能很好地展现在儿童早期形成的无意识。同时沙盘提供了一个让来访者显示其移情的舞台,通过对其移情的分析能让来访者认识到自己形成于儿童早期的一些错误的观念及人格特点。在本文的咨询中,通过对王某的移情分析得出王某的依赖型人格特质,通过沙盘让王某发现自己的人格特点,可以使其认识更深刻。对因完美主义而抑郁的戒毒人员的治疗可以开展一定的心理治疗,通过心理治疗达到人格改变,而通过沙盘疗法可以促成这一改变。在治疗中不要急于求成,更不要急于解释来访者沙盘作品的象征意义,而是要通过沙盘创造出一个自由与受保护的空间,在治疗者的包容、接纳和关注下使来访者的自我治愈力得以发挥。同时在治疗中要及时发现来访者的移情以及通过移情反映出来的人格特点。如果条件允许可以加以团体沙盘,将来访者置于一个团体中可能会起到更好的效果。

【案例八】

不是内向惹的祸
——严重心理问题的案例报告 *

一、一般资料

(一)人口学资料

来访学员:詹某,男,23岁,未婚,高中文化,家住乐清市某镇,目前为一大队一中队强戒学员。

(二)个人成长史

詹某,独子,母亲性格开朗,父亲和爷爷性格内向。家庭经济情况较好。本人比较聪明,反应快,记忆力强,从小听话,但性格内向,不爱说话,经常自责自身的性格为何不像母亲,对父亲埋怨。一直以来,很少与同学朋友交流。二年前服从母亲安排,跟随叔叔经商,结识一些社会上的朋友,为了讨好这些朋友,对他们的话言听计从,因此吸毒,于2009年9月被该市公安局决定强戒两年。

(三)精神状态

从小身体健康,未患过重大疾病。衣着整洁。感知觉尚好,情绪比较低落,逻辑思维清晰。

(四)社会功能

正常改造,但劳动积极性低。尽量回避与其他学员及民警交流,认为与其交流不畅不如不交流。同时对一些集体活动开始避免,称在活动里更加觉得渺小和孤独。

(五)心理测验结果

(1)SCL-90自评量表

结果显示:躯体化1.6;强迫1.9;人际敏感2.8;抑郁2.1;焦虑2.2;敌对1.8;恐惧2.8;偏执1.9;精神病性1.5;其他1.2。其中,人际敏感、抑郁、焦虑、恐惧因子分呈阳性。

(2)艾森克人格卷(EPQ)

P:65分,E:35分,N:75分,L:45分。可见詹某的性格偏内向,情绪不稳。

二、来访学员主诉和个人陈述

主诉:不喜欢与其他学员说话、交往,不喜欢与民警沟通,同别人讲话时有时候会全身不自在,心慌、脸红、手心出汗,老是觉得别人在笑话自己,不愿意同别人接触。为此,注意力不集中,记忆力下降,劳动效率不高,精神恍惚,失眠,很苦恼。这种情况已经快半年了。在管

---

* 本案例由浙江省十里坪劳教所一大队黄慧提供。

教民警的建议下,主动要求心理咨询。

个人陈述:从小亲戚朋友们都说来访学员像父亲,不仅长得像而且性格也像,内向不爱说话,一点都不像母亲那样开朗,母亲笑说果然是詹家的儿子。来访学员总希望像母亲那样开朗,与人自如的交流,特别讨厌自己内向的性格。从小到现在基本没有朋友,在跟随叔叔经商时结识了社会上的朋友,很想留住这些朋友,很听他们的话,导致被怂恿吸毒,2009年9月进行隔离强制戒毒,对此很后悔。以前和同学、朋友交流比较紧张,不能自如交流,但和家人还能正常聊天,可是现在不行,即使父母来接见,也无法流利表达。

刚到我所时,对强制隔离戒毒生活不适应,横机操作有困难,不愿与人交流。有一次,在生产劳动过程中,好不容易鼓足勇气去问旁边的学员横机操作问题时,由于紧张表达不够流利,被该学员取笑。当时感到十分受辱,觉得气血上涌,脸部发烧,感到自己的脸一定很红了,从此以后,只要和别的强戒学员说话,说着说着突然就会想,别人是不是心里正在笑我性格内向,个子又很矮,语言表达不清,于是不敢正视与他人交谈。为此,劳动积极性降低,生活无望。近半年注意力不集中,记忆力下降,精神恍惚,失眠,很苦恼。

三、观察和别人反映

(一)咨询师观察

来访学员,五官端正,身高适中,身体偏瘦,指甲较长。情绪低沉,上身弯曲前倾,一直看着桌面,偶尔抬头看人时表现出紧张、脸红。

(二)管教民警反映

劳动积极性不高,内向,不爱说话、不愿与其他学员交往,与人交谈时特别紧张,胆小,自尊心强,爱脸红。

四、评估与诊断

(一)综合分析所收集的临床资料,对心理状态的评估

1.来访学员精神状态:感知觉良好,情绪略显低落,逻辑思维清晰,情感表达一致。情绪较稳定,略显抑郁焦虑,感觉痛苦。

2.社会工作与社会交往:尽量回避和其他学员的交往,不愿意参加集体活动。

3.相关资料:自小母亲管教严格,缺乏父母无条件的爱;家中母亲性格外向强势,父亲较为内向少言,家中事宜均为母亲做主。

4.资料可靠性:可靠。来访学员有自知力,对自己的状况有客观的评价,并能认识到自己的问题所在并主动求询。

5.来访学员问题的关键点:从表面上来看,来访学员不愿与人交流,是因为性格内向。其实,所有症状的表层都与被取笑受辱有关。其背后的实质是:挫折感,自我价值低,自我认同差,逃避。

6.来访学员问题的性质:根据郭念锋教授判断心理正常与异常三原则,该来访学员可排除重性精神病。理由:该来访学员的主客观世界是统一的,有自知力能主动寻求帮助;精神活动内在协调一致,提及自己在横机操作求助被取笑时表现难过,讲到自己在我所改造生活孤独不易时很伤心;个性相对稳定。

7.原因分析。

生物性原因:男性,23岁,未见异常。

社会原因:从家庭来信及来访学员本人表述来看,家人对其内向不爱交流默认,不能发现其情绪变化和及时开导,对詹某吸毒行为一味地指责,未帮助其一起分析原因,共同面对。詹某初入我所,不适应横机操作,形成自卑的心理。负性事件对来访学员也有影响。

心理原因:存在错误认知,认为自己被别人笑话看不起,是因为自己性格内向,长相平凡;情绪方面,对自己的吸毒行为感到自责,受恐惧、焦虑等情绪的困扰自己不能解决;面对人际交往问题,不知所措,缺乏解决问题的策略和技巧;个性因素:性格内向,敏感。

(二)鉴别诊断

1. 与精神病相鉴别根据病与非病三原则,求助者的知、情、意是统一的、一致的,求助者对自己的心理问题有自知力,有主动求医的行为,无逻辑思维障碍,无心理变态倾向,无感知觉异常,未出现幻觉、妄想等精神病症状。因此,可以排除精神病。

2. 来访学员的情绪是由被取笑受辱这一现实刺激引起,在与其他学员及民警交流的避免行为来看,其原因是自己对性格认识产生的自我保护和逃避,而非是一些非现实性的刺激。属于常型冲突而非变型冲突。因此可以排除神经症和神经症性心理问题。

3. 由于该来访学员问题持续时间较长,已经超过三个月,情绪反应强烈,有一点泛化现象,社会功能有一定受损,所以可以排除一般心理问题。

(三)诊断

该来访学员的问题符合严重心理问题的诊断标准。

(四)诊断依据

1. 由强烈的现实刺激引发,即被其他学员取笑事件;

2. 时程较长,在三个月以上;

3. 反应强烈,痛苦无法自行解决;

4. 内容泛化,劳动、学习和人际交往效率显著下降,尽量避免与人交往。

五、咨询目标的制定

鉴于来访学员有一定学历,理解和认知能力尚可,咨询师采取了合理情绪疗法和系统脱敏疗法。

根据以上的评估与诊断,与来访学员协商,确定以下咨询目标。

具体目标和近期目标:认识到自己的问题的症结所在,领悟到不合理信念引起了自己的行为和情绪反应,改变不合理的信念,以积极的信念来取代。

最终目标与长期目标:使来访学员正确看待自我,克服自卑心理,提高自信心及自我价值感,建立良好人际沟通模式,习得健康有效的人际交往技巧。

六、咨询方案的制定

(一)主要咨询方法和适用原理

1. 合理情绪疗法

合理情绪疗法是20世纪50年代由艾利斯在美国创立,又被称之为合理情绪行为疗法。这种方法旨在通过纯理性分析和逻辑思辨的途径,改变来访学员的非理性观念,以帮助他解决情绪和行为上的问题。这种理论强调情绪的来源是个体的想法和观念,个体可以通过改变这些因素来改变情绪。

合理情绪疗法的基本理论主要是 ABC 理论,在 ABC 理论模式中,A 是指诱发性事件;B 是指个体在遇到诱发事件之后相应而生的信念;C 是指特定情景下,个体的情绪反映及行为结果。ABC 理论指出,诱发性事件 A 只是引起情绪及行为反应的间接原因,而人们对诱发性事件所持的信念、看法、理解 B 才是引起人的情绪及行为反应的更直接的原因。

2. 系统脱敏疗法

系统脱敏疗法是精神病学家 J·沃尔普创建的,用于治疗来访学员对特定事件、人、物体或泛化对象的恐惧和焦虑。基本方法是:首先让来访学员学习放松技巧,掌握后要求反复练习直至能在实际生活中运用自如。其次,在来访学员的配合下建构焦虑等级,要求每一级刺激因素引起的焦虑,应小到能被全身松弛所拮抗的程度,每一等级的刺激量要恰到好处,各等级之间的级差均匀。然后,让来访学员想象引起恐惧的情境同时做放松练习,逐级而上,直到来访学员的最高级刺激,逐渐使来访学员对原来引起恐惧的情境脱敏。

(二)咨询方案

咨询师向来访学员明确双方的责任和义务,并强调了咨询的保密原则。咨询的次数与时间安排:七次(每次咨询的间隔时间为 5～7 天),每次 60～90 分钟。

七、咨询过程

(一)咨询过程的四个阶段

1. 心理诊断阶段;

2. 领悟阶段;

3. 修通阶段;

4. 再教育阶段。

(二)具体咨询过程

1. 咨询关系建立和诊断阶段(第 1～3 次咨询)

首先咨询师利用言语和非言语行为对来访学员充分表达了尊重、共情、积极关注等态度,与来访学员建立了良好的咨询关系,形成了安全、信任的咨询氛围;然后通过摄入性谈话搜集了来访学员大量的临床资料,并形成了初步诊断;在找出来访学员最希望解决的问题的基础上,和来访学员共同协商制定咨询目标;最后,咨询师向来访学员解说合理情绪疗法关于情绪的 ABC 理论,使来访学员能够接受这种理论及其对自己问题的解释。

来:我一直性格内向,大家不喜欢我,我也不想去自找没趣。

咨:哦,你的意思就是说,性格内向的人没有朋友,对吗?

来:嗯……也没那么绝对,但是总是不容易些。他们肯定对我有很多不好评价。

咨:他们的这些评价让你觉得……

来:似曾相识吧,从小妈妈就这么说我。

咨:因此你感觉到……

来:也没什么,从小就这样,大家都这么看我。也不想去和别人交往。

咨:所有人都这么认为么?

来:不知道,亲人比较多吧。

咨:那么你自己对自己的看法呢?我指的不是你从亲人那里听到或者是潜移默化来的,而是自己对自己发自内心真正的体会。

来:我自己的?不知道,没想过,妈妈从来都是那么说,我没有深究过,貌似都是这样的。

咨询师此时引导来访学员明白自己身上所背负的他人评价,努力感受体察自我,试图放下他人对自己的评价,慢慢去感受自我,尝试寻找自己对自己的看法。

2.进一步了解情况并达到领悟阶段(第4次咨询)

咨询师通过理论的进一步解说和证明,使来访学员在更深的层次上领悟到他目前的问题是由于他现在所持有的不合理信念造成的,因此他应该去再次审视这些信念,找到并放下不合理的部分。

来:我从小就内向,不爱和别人交流,到了这里,我感觉很自卑,向其他学员请教,说话不流利被他嘲笑后,我心里真的很难过。

咨:我能理解你的感受,没有人喜欢被别人嘲笑。那你回忆下,从以前到现在,当你和其他人说话,遇到表达不流利,每个人都嘲笑你吗?

来:嗯,那倒没有,但如果我开朗些,说话流畅些,就不会被他取笑了。

咨:那会不会是那个学员的处事方式的原因呢?不是所有和你沟通过的人,都会因为你表达不流畅而取笑你。

来:好像也是,那个学员也经常取笑其他人。

咨:你这种语言表达情况属于最糟糕的么?

来:差不多吧,我说不清要表达的意思。

咨:如果我现在举出比这还要糟糕十倍的事情。如果你是这样,你又会怎么样呢?(咨询师举出一些患有口吃的人的例子。)

来:(沉默)有口吃的人的确我的情况更严重,我也知道我这个情况其实还不算最悲惨的。

咨:那看来其实不是这种事实让你觉得糟糕了。

来:(沉默)是不是我的认识问题啊?

咨:一样的事实我们其实可以有很多看法,事实本身并不重要,重要的是你的加工过程。

来:(沉默)这个说法有意思,我得再想想。

来访学员在咨询师的引导下,明白事情本身是不具备好坏之分的,是人们的主观认知加在上面,引起了各种情绪。重要的不是事实本身,而是看待事实的态度。

3.修通阶段(第5~6次咨询)

这是合理情绪行为疗法中最主要的部分。在此阶段中,咨询师主要利用与不合理信念辩论的方法,使来访学员修正或放弃原有的非理性观念,并代之以合理的信念。

咨:你是怎么看待人性格的问题的呢?

来:当然还是外向点好,尽管上帝创造了人的多样性是平等的,但这个社会却进行了筛选。

咨:你通过那次事件得出这结论对吧?

来:嗯,那次确实让我清晰深刻地认识到了,如果我开朗些,也许就不会被取笑了。

咨:然后你把这个结论推广到自己的生活了对吧?

来:差不多。

咨:你觉得生活中的每个情境都要求人们外向吗?

来:那倒不是,实验室要求严谨,集体活动需要活泼些。

咨:同样的,你把这个结论推广到周围的每个人的交往上?

来:呃……(搓手,笑)。

咨:你把在上次事件针对一个学员的结论推广到所有情境,所有的人,那么怎么能够保证它的实用性和正确性呢?

此外来访学员还有很多不合理信念,比如"主动和别人交往就是容易被轻视","被冷落就是对自尊的嘲笑","与其交流不畅不如不交流"这些都是些以偏概全的想法,还有一些绝对化的、灾难化的、糟糕之极的想法,比如觉得自己已经被主流圈放弃了。此时给来访学员一个家庭作业,RET自助表,由于来访学员领悟能力较好,可以一一对自己的不合理构念进行驳斥,并取代以积极信念。同时,鼓励来访学员积极和他人交流,发现自己的优点,重塑自我价值。

4.再教育阶段和适当的系统脱敏疗法(第7次咨询)

在本阶段中,咨询师帮助来访学员进一步摆脱原有的不合理信念及思维方式,使新的观念得以强化。同时来访学员希望习得能够迅速有效应对脸红问题的实用性方法,在咨询的最后教授来访学员系统脱敏疗法,方便他自行练习。

系统脱敏疗法具体过程如下:

第一步:在咨询基础上,来访学员认识到自己性格不是个人成功和人际交往的障碍。

第二步:学习放松技巧:咨询师指导来访学员进行肌肉放松训练,确认来访学员对"想象—放松"训练的适应性。

第三步:建立恐惧事件等级表。

事件	焦虑等级
独处	0
想到要和别人沟通、交流	1
和其他学员交流	2
和管教民警交流、沟通	3
和取笑自己的学员交流、沟通	4
在集体面前发言	5

第四步:脱敏。

咨:请闭上眼睛,现在我要求你想象一些画面,你要尽量想清晰。如果你已经清晰地想象出这个画面,就举起你右手让我知道。现在你首先想象,傍晚在宿舍自由活动,一位学员叫住了你,要和你说话。

来:(过了 1 分钟,举起了右手)

咨:(停顿了 15～30 秒)你现在什么感觉?

来:我有点紧张,脸好像又红了,我觉得紧张。

咨:好,现在注意放回到放松上,做放松练习。

来:(3 分钟后)我感觉放松了。

过 5 分钟后,再让来访学员再次想象刚才的情境,来访学员 30 多秒后报告出现想象画面,但 1 分多钟后,报告放松……一直到后面,来访学员表示没恐惧体验,第一次脱敏成功。以后每次咨询逐一针对每个等级恐惧情境进行脱敏治疗。

让来访学员把"想象—放松"训练,在现实改造生活中实践运用,并坚持训练放松技术,对来访学员的成绩进行肯定,并鼓励来访学员开放自己,多与周围人交往,使自己各方面都能得到更好的发展。最后,咨询师同来访学员一起讨论如果在没有咨询师帮助的情况下,出现相似的问题处理办法,使来访学员真正成长起来。

八、咨询效果评估

咨询师评估:咨询基本达到预期目的,来访学员自觉症状消失,人际关系改善,测量结果也证明效果理想。

来访学员者自我评估:通过咨询,对自己有了新的认识,纠正了自己错误的观念,和同学的关系有所改善,渐渐开始主动和人交往,认为内向性格也有自己的好处,感觉轻松愉快,坚定了改造的信心,对今后的生活充满了希望。

管教民警评价:和他人的沟通交流逐渐增多,慢慢开始参加一些大队兴趣班活动,感觉比以前开心。

【案例九】

行为偏激的矫治案例*

一、一般资料

(一)一贯的表现

蔡某,男,29 岁,初中文化,身高 1.73 米左右,体态偏瘦,改造经验丰富,翻阅他的改造史,对抗和加期是家常便饭。平常改造中善于察言观色,深层次伪装自己,一旦脱离民警管理视线,平时看似木讷的他,总是滔滔不绝有说不完的话。习艺劳动时自己不好好劳动,还旁敲侧击的利用煽动性的语言影响其他同教。同教关系处理上,极其简单;信仰一切以拳头说话,不考虑任何后果。简而言之,好斗狠,脾气暴戾是其最真实的写照。

---

* 本案例由十里坪劳教所五大队二中队陈永刚、沈翔、徐雪平提供。

(二)个人成长史

蔡某的父母属于包办婚姻,婚前两人缺乏必要的了解,婚后感情冷漠,性格的巨大差异导致生活中小吵天天有,大吵三六九。离婚后,蔡判给其父。蔡父以赌博为业,疏于对其教育,性格粗鲁,稍有烦心的事就打骂体罚蔡,尤其是在赌博输钱后,或酗酒后。可以说蔡的童年是在打骂体罚中度过,造成蔡畏惧其父,心理和情感上缺乏必要的家庭温暖,亲情观念淡薄,认知有偏差,行为缺少必要的控制能力。这种儿童时期没有形成安全的依恋,青年期的极度叛逆,导致其过早的接触社会,与不良青年为伍,最终走上吸毒的道路。

(三)最近的心理起伏

来五大队二中队后,蔡常态表现:积极改造形同陌路,阳奉阴违是拿手好戏。把因加期去过封闭式管理区当做炫耀的资本,自我感觉膨胀,随心所欲地放纵对自己的要求。习艺劳动上不能积极面对,自己不能完成生产定额,还散布反改造言论。

(煽风点火是蔡的看家本领,自己表现不好,还大发脾气,情绪时常激动,动不动就发火,很难控制自己的行为。)

(四)过激的行为

近来表现,与同教因小事发生口角,打架,他的被子湿了,同教告诉他是某某给弄的,不假思索地,就在某某的被子上尿尿。

二、实施心理矫治的依据和心理测验结果

(一)测验结果

为了更好地帮助蔡,深入地了解他的具体情况十分必要,劳教所心理矫治中心测评结果:

(1)《EPQ 监狱劳教版》测验结果:E60 分,P70 分,N65 分。

(2)《韦氏智力测验》测试结果:IQ 分值,120 分。

(二)观察和人际关系的反映

骨干劳教的反映:蔡某不是和每个同教都说话,他说话是有选择性的。如蔡认为与其关系较好的,特别是四川籍老乡,不但话多,感情丰富,而且手舞足蹈的。毫无疑问,凡涉及自己哪怕一点利益冲突,情绪马上失控,暴跳如雷,激动得不考虑后果,动手打人是其家常便饭。

分管民警的评价:蔡某恃强凌弱,脾气暴躁,行为过激,容易不计后果的干傻事。指导思想上有所谓道上混的恶习,特别好面子。

(三)评估与诊断

根据收集资料结合蔡的具体行为作出如下诊断:蔡某智力水平正常,个性极强,属于外向情绪不稳定性格,整体心理健康状况较差。

心理问题的界定:

蔡某的心理与行为异常表现属于心理问题的范畴。

问题主要表现为以下二个方面:

第一,偏激行为(往同教被子上尿尿,动手打同教等);

第二,人际关系紧张(总想让其他同教听他的,受他摆布和领导,有大哥情结)。

三、咨询目标的制定

根据以上对蔡某的评估与诊断,结合戒毒人员矫治心理的大纲要求确定了如下咨询目标:

1.具体目标与近期目标:控制和减少蔡的偏激行为;明显改善其与同教的关系(尽量做到融洽)。

2.最终目标与长期目标:生活层面上改善其行为,心理层面上完善其人格,帮助他建立良好的人际关系,习得健康有效的人际交往技巧(从起步的把握逐步过渡到善于与人良好的沟通)。

四、咨询方案的制定(方法的具体介入)

(一)主要咨询方法与适应原理:行为治疗和认知行为治疗。

蔡某的心理问题主要表现在其适应不良的社会交往行为上,无论是攻击性的行为倾向还是人际关系的紧张,都是因其不良的社会适应模式所直接导致的。而这一系列的不良行为模式,都是在其成长经历的背景下和个性特点的基础上(父母感情不和,家庭过早的分裂。离异后蔡缺少温暖,亲情的慰藉丧失。父亲无固定工作,靠赌博为生。遇到不顺心的事,特别是生活所累容易发脾气,喝醉酒后动手打孩子,粗口骂人),不断习得和形成的。这其中无论是情绪的变化,还是行为的异常,也都同样存在着个体社会认知的偏差和不合理等因素。而行为的不断重复和强化,反过来又会加剧认知和个性的偏离,再加上家庭和职业高中教育环境等不利因素的影响,使之加重和催化。如果不及时采用操作性,目标性,时效性很强的行为治疗和认知行为治疗方法加以矫正,蔡某将陷入恶性循环的怪圈,极易导致反社会和攻击性人格的养成。

另外,蔡某目前的典型心理和行为异常还没有达到较为严重的程度,较适宜采用以上咨询方法。

(二)双方的权利和义务

为了达到较好的咨询效果,我和他制定了警教应遵循的权利和义务:

权利:

A.蔡某可以根据个人意愿选择是否进行心理咨询;

B.对咨询进程引发的痛苦回忆可以选择合适的时间再告之;

C.对咨询方案、咨询时间等有知情权,协商权和选择权。

义务:

A.遵守劳教场所心理咨询的有关规定;

B.遵守和执行商定好的咨询方案、咨询时间等方面的规则;

C.蔡某应该尊重咨询民警,按照预约时间,做到遵守纪律,不消极应对,如有特殊情况应报告咨询民警。

(三)咨询时间

每月两次,每次60分钟。

五、咨询过程

（一）咨询过程的三个阶段

1.诊断评估与咨询关系的建立阶段；

2.心理帮助阶段；

3.结束与巩固阶段。

（二）具体咨询过程

第一次：2010 年 5 月 15 日

目的：

（1）了解蔡某的基本情况（强戒史与成长史）；

（2）建立良好的咨询关系（尽量避免警教关系造成的阻抗）；

（3）确定主要问题（从中鼓励其自我摸索）；

（4）探寻其改变意愿（暗许其自我心理成长）；

（5）进行咨询分析（摄入性技巧）。

方法：会谈法、心理测验法

过程：

（1）填写咨询登记表；询问基本情况；介绍咨询中的有关事项与规则。

（2）通过电话向其母亲了解蔡某的成长过程，尤其是重大事件。

（3）做 EPQ 和智力测验，将测验结果反馈，并做出初步分析。

（4）与蔡某交谈，搜集资料，了解他的心理矛盾及改变意愿。

（5）确定咨询目标。

（6）布置咨询作业：①填写和行为技术相结合的质疑扭曲式调查表，使蔡某澄清自己头脑中有哪些不合理的情绪和想法。②让蔡某找出适合自己的情绪宣泄法。③习艺劳动中克服反改造心理。

第二次：2010 年 5 月 28 日

目的：

（1）加深咨询关系；

（2）突破"偏激行为"应对策略。

方法：会谈法、角色扮演法、注意力转移法、靶行为法。

（1）反馈咨询作业：①该蔡表示愿意用日记的形式来宣泄自己的情绪情感，觉得向日记倾诉之后，心理舒服了好多。②主动帮助后进学员完成习艺劳动定额，感觉劳动中并不那么讨厌自己了，同教关系开始有所改善。

（2）角色扮演法：重现尿同教被子时的情景，让其表达当时是如何想的，当时的感受如何，目的一是让求助者进行宣泄；二是便于因势利导。

（3）制定行为契约，以加强自我控制，并在咨询室进行演练。

（4）尝试摆脱自己的心理枷锁，转移注意力。

（5）布置咨询作业：①继续写日记。②按"行为契约"行事，如：每天早上对着镜子笑三下，每天帮别人或生产组做件好事，不主动打架、骂人、不随性做契约禁止的事等。③制定反馈表，记录行为。

第三次:2010年6月8日

目的:

(1)学会合理评价;

(2)学会认识自我

(3)提高自我控制的能力;

(4)主动鼓励自己,重新试着接纳自己;

(5)加强与同教和中队民警的交流;

方法:会谈法、合理情绪疗法。

过程:

(1)反馈咨询作业:"行为契约"完成顺利,蔡某感觉到民警开始关心自己了,并在习艺生产上得到了分管民警的表扬(听到习艺组分管警官的当面表扬,自己很开心,感觉好多了)。

(2)进一步分析行为与情绪、人际的关系,强化"合理观念",并引导其对人对事的合理评价,练习评价家人及民警。

(3)咨询作业:①填写认知家庭作业——自助量表。②收集别人特别是同教对自己的"好话"与"微笑"。从脸谱化的喜怒哀乐中收集自己的心理认知。

第四次:2010年6月13日

目的:

(1)继续巩固咨询效果;

(2)发展学习策略;

(3)增强蔡的自信心。

方法:会谈法、行为训练法、靶行为法。

过程:

(1)反馈作业:蔡顺利完成。

(2)肯定其心理调节能力,找出人际关系处理的策略。

(3)注意力转移训练法,使其将注意力集中转移到积极改造上。

(4)布置作业:①填写注意力转移时间表(即每次注意力转移能否顺其自然、能否自然无阻碍的变换,从中引发蔡的思考,为潜移默化的放弃偏激做心理上的准备,避免无法适从的茫然感出现。注意力转移时间长短,注意力不能自然转移的原因,应对方法等)。②每天记好日记按时完成心理作业。③试着向分管民警提出生产组合理化建议。

第五次:2010年6月20日

目的:

(1)巩固咨询效果;

(2)结束咨询。

方法:会谈法、认知引导法。

过程:

(1)反馈作业:日记认真、能够完成心理作业,生产合理化建议有两条被分管民警采纳。

(2)指出努力方向:继续加强自我约束,发挥自己的组织能力。

(3)进一步巩固与同教的关系。

(4)结束茫然,回想自己的心路历程为过去而感到流泪。

（5）结束咨询。

第六次：2010 年 6 月 25 日（咨询实录）

警：你的气色真不错啊。

蔡：我都无法相信自己，感觉自己变了个人一样啊。

警：金子没有被认识前，与废铁一模一样没有任何价值，但是是金子总会发光，这就是金子的价值。（引发思考）

蔡：我就像一块废铁，自暴自弃，躲在角落里，发现自己没有任何价值。觉得自己的价值就是搞破坏，是警官给了我金子的价值，不然我发现不了自己的价值。我这块废铁都能变金子，是警官给了我金子的品质啊。

警：真的为你高兴，恭喜你。

蔡：（情绪激动，此激动非以往的激动，而是认识自我后的激动）想想以前自己的这幅嘴脸，对不起警官们啊，自己是这样的无知啊，蒙警们不离不弃，嗨!!（稍微停顿）我是个无赖啊，我无耻啊，是五大队二中队的警官们真情的教育、感化了我啊。

蔡：出去后我再吸毒，我都不是人了!!!

警：恭喜你，找回纯真的自我，恭喜你，真正自我的回归，由衷地为你高兴！

蔡：谢谢，谢谢（眼泪，噗噗的滴落，脸红红的，全是愧疚的神情）

六、咨询效果评估

（一）蔡某及亲属的评价

"其实警官们和同教都挺好的"，"父亲和母亲开始接纳我了"，"我现在的情绪好多了，也爱笑了"。"自己当初怎么这么混蛋呢，不敢相信自己啊""给中队添乱了，我太不应该了"。

（二）分管民警评价

"蔡某现在思想积极向上了"，"也不爱发脾气了"，"当技术骨干后对习艺劳动特负责。"

（三）咨询民警的评估

通过自己的电话回访和跟踪，咨询目标基本达到了，该蔡改善了偏激行为，与同教关系趋于正常了，父子、母子关系融洽了，分管民警反映蔡思想上积极靠拢队部，遵守所规队纪，习艺劳动上进步明显，在担任双针车车工后还主动发现工艺上的瑕疵，避免了返工，为生产组赢得了荣誉。该蔡的自信心增强了，咨询效果非常好。

通过该咨询个案，我了解到戒毒人员容易情绪失控的在一个中队里至少有 18～35 名，为了稳固和谐场所以及日常教育改造的正常秩序，作为一名心理矫治工作民警，要加强对戒毒人员的心理方面的教育与帮助，指导戒毒人员做到如何调节好自己的情绪，如何正确处理好自己与同教，自己与中队，自己与社会上的"朋友"之间的关系，以及自己与亲属之间的关系等，帮助戒毒人员稳定情绪走积极改造的道路。

【案例十】

场所危机干预中 CISD 运用实例

严重应激诱因疏泻治疗(Critical Incident Stress Debriefing,CISD),又称严重事件集体晤谈,是一种系统的通过交谈来减轻心理压力以预防或减轻严重事件所致的应激障碍的方法。严重事件是指任何使当事人(或目击者)体验到异常强烈情绪反应的情境,可潜在影响当事人(或目击者)正常的心理功能。严重事件造成的应激是因为事故处理者的应对能力因该事件而受损,实践表明 CISD 是一种非常有效的危机干预方式。

CISD 的目标是公开讨论内心感受,给予来访者心理支持和精神安慰,进行心理资源动员,帮助来访者在心理上(认知上和情感上)消化创伤体验。

CISD 的过程一般包括导入期、事实期、感受期、症状期、辅导期、恢复期等六个阶段,大约持续 1.5~2 小时。

灾难事件发生后的 24~48 小时是理想的干预时间,以 8~10 人为一组进行,6 周后效果甚微。

一、危机事件的发生

2011 年某月某日早餐后,某戒毒所值班学员宋某、陈某走在最前面,行至一楼时发现本队学员潘某摔在地上,连忙将其扶起,发现其口鼻大量出血,另一值班学员周某见状立即报告值班民警,值班民警迅速指挥值班学员熊某、赵某、陈某、宋某、周某等将潘某抬至所内医院,医生检查处理后建议立即转县人民医院。赵某、陈某又协助民警将潘某送县人民医院抢救,经查潘某颅骨多处骨折,颅内出血,入院后又大量吐血,赵某、陈某均在场,直至赵某、陈某归队时潘某仍未脱离危险。

二、CISD 的经过

事件发生的次日晚上笔者组织当事人熊某、赵某、陈某、宋某、周某及当时在场的学员廖某、禹某、赵某等人进行 CISD。

第一阶段:导入期

首先解释什么是 CISD,其次交代 CISD 的基本原则,即保密原则、中立原则、中途不休息原则。安排大家上卫生间之后,接着以下列语言导入:潘事件对大家在心理上造成了一定的冲击,有的人可能觉得难以接受,有的人可能觉得无所谓,自己能应付,但大家的相互交流有助于更好地应对这次突发事件,至少对别人有所帮助。因为创伤事件是非常事件,是平时很难经历到的,经常把人击垮,通过集体晤谈,能相互帮助,减轻心理冲击,更好地生活。

第二阶段:事实期

1.给每人 2~3 分钟时间,请他们讲述事件发生时自己在做什么。咨询师应注意引导来访者回答四个问题:a.事发时你在现场吗? b.你看到了什么? c.你听到了什么? d.你做了什么?

2.在每一位来访者谈完后,咨询师应说:"谢谢,谢谢你和我们分享你所看到的,虽然谈这些让你感到很难过,但非常感谢你!"在以后的各个阶段也应如此,这既是咨询师对来访者的充分尊重,也是一种精神抚慰。

第三阶段:感受期

1.请每一位来访者依次谈一谈事发时自己的内心感受。咨询师应注意引导来访者重点谈谈:a.事发时你的感受? b.你目前的感受? c.以前你有过类似的经历和感受吗?

宋某:我没有经历过这种血腥场面,当时就吐了,现在心里仍然很难受,说不出的滋味,堵得慌。

廖某:我当时就蒙了。想起小时候,坐在铁轨上,看着由远而近的火车头,黑压压的,压抑、沉闷、恐慌。现在仍有憋气的感觉。

禹某:过去常常与人打架,血肉模糊的见得多了,当时有点不好过,过后无所谓。生命就那么回事。

陈某:反胃、心慌、后怕,想起了父亲得脑溢血的场景,一种无助感,很不舒服。现在仍然如此。

周某:感觉生命太渺小、太脆弱了。心里总有一种说不出的感觉。

赵某、赵某、熊某等人也相继表达了生命脆弱、内心难受的感受。

2.在此阶段一开始就由于来访者的自我防御而出现冷场,咨询师通过自我开放的方式消除拮抗,首先讲述了自己过去的一段经历和感受,使晤谈得以顺利进行。

第四阶段:症状期

1.咨询师应注意引导来访者重点谈谈下述问题:a.请来访者依次描叙自己的应激反应综合症状:有没有失眠、食欲不振、脑海中不停闪现出事件的影子、注意力难以集中、记忆力下降、难以做决定、总想发脾气、易受惊吓等现象出现。b.询问事件过程中大家有什么不寻常的体验,目前又有什么不寻常的体验。

2.请大家讨论并体验这次经历对自己的生活、学习、工作等有什么改变。大多数人谈到存在难以入眠、走神等现象,其他并无多少改变,其中有三人的应激反应综合症较明显:

宋某:午休时自己躺了很久都不能入睡,后来做了一个入静练习才小睡了一会儿,梦见潘好了,回来了,没事了。

廖某:休息不好。只要一静下来,耳边就响起火车的轰鸣声;晚上好不容易睡着,就看见黑压压的火车头向我压过来,吓我一身冷汗,坐起来好半天,再躺下去一晚上都是迷迷糊糊的。

陈某:吃不下饭,睡不好。总感觉眼前有一片红色,怎么挥也挥不走。做什么都没心思。

第五阶段:辅导期

1.介绍应激反应综合症,告知心理刺激可能对人造成的影响:a.生理上,可能会出现过度疲劳、睡眠紊乱、呼吸困难、惊跳反应、肌肉震颤、呕吐腹泻等现象;b.情绪上,可能会有坐立不安、易激惹、焦虑、抑郁、喜怒无常等异常感觉。

2.对于突发事件,每个人有不同的心理应付方式:无意识中有人运用心理防御机制如投射等,有人选择逃避(消极的方式),有人选择解决问题(积极的方式),这都是人们对紧急事件的正常反应。

3.对于突发事件带来的心理创伤,进行认知辅导:突发事件可能唤醒当事人(目击者)沉睡的记忆,压抑在潜意识中的创伤性体验可能再一次浮现,引发新的情绪反应和症状。这也是正常的,当你明白了产生这种症状的原因后,症状就会减轻,通过咨询师的辅导后症状会逐渐消失。

第六阶段：恢复期

1. 按顺序询问大家还想谈什么并作解答。

2. 继续提供一些心理保健、情绪调节的知识：a. 重点讲压力应对与情绪释放的种种方法，如情感倾诉、转移发泄（运动、拳击、书写、唱歌等）、音乐欣赏等。b. 学习自我修炼与自我控制：传授腹式呼吸放松技术与儒家传统入静修养的相关知识；讲解对比决策法，一事当前三思而后行，先将解决问题的不同方法的利弊得失在纸上列表，仔细权衡后再做决定。c. 遇到压力、挫折应尽量寻求身边的支持系统，可以找朋友、亲人，也可以找民警，还可以约见心理医生。

3. 布置家庭作业：画出自己的社会支持系统图。

三、讨论

1. 在晤谈开始前咨询师一定要将 CISD 的三个基本原则交代清楚。在晤谈过程中全体成员（包括咨询师）严格遵守中立原则是 CISD 顺利进行的保障。

2. 在晤谈过程中咨询师应注意引导来访者将问题讲清楚，尊重来访者，抚慰来访者，适度的自我开放对促进晤谈也很有必要。

3. 在事实期和感受期可能出现来访者情绪失控的情况，咨询师应沉着应对，可以按照情绪失控者的激烈程度依次采取下列方法予以处置：a. 允许其适当发泄情绪，但应及时给予精神抚慰与支持，待其情绪稍微稳定后再继续集体晤谈。b. 请助手将失控者带离现场进行精神抚慰和个别辅导，然后继续进行集体晤谈。

4. 戒毒人员群体中拘禁型人格和反社会人格的成员较多，如不能及时消除突发事件导致的心理冲突和负面影响，极有可能诱发连锁反应。因此笔者此次增加了两个后续阶段：第七阶段为扩大辅导期，在集体晤谈后的次日上午给该大队的学员上了一堂心理健康辅导课，重点讲授第五、第六阶段的内容；第八阶段为回访巩固期，宜在集体晤谈后 1～2 周内进行回访，重点之一是对在集体晤谈中情绪失控者以及应激反应综合症表现较严重者（宋某、廖某、陈某）进行后续辅导，二是对可能出现的稽延性应激反应综合症及时辅导、帮助恢复，进一步巩固集体晤谈的效果。

【案例十一】

叙事疗法干预自残戒毒人员的案例剖析*

一、引言

在戒毒场所中，戒毒人员自伤自残的事件屡见不鲜，除现场及时运用各种干预技术防治自伤自残事件发生外，还要对其进行危机后干预，巩固现场干预的持续性，对自伤自残发生

* 本案例由浙江省十里坪戒毒所心理矫治中心李志军、甄园园提供。

后的心理创伤进行深度和延续的心理修复和心理援助,最终帮助当事人摆脱困境,把危机转化为一次成长的体验。

二、危机状况

2010 年某日上午,某戒毒所某大队习艺车间跟往常一样,运转的机器发出嗡嗡的马达声,戒毒人员忙碌在自己的劳动岗位上,偶有和技术师傅进行简短交谈,一切波澜不惊。戒毒人员方某随意的一瞥打破了这种平静,这一瞥让方某大吃一惊,他立即放下手中的活,起身几步奔向前去,冲到值班警官跟前报告说:"报告!我看到王某正在用剪刀划自己的手臂。""啊,赶快救人"值班民警边说边冲向王某,在骨干戒毒人员的配合下,趁王某不备夺下了王某手中的剪刀,并在现场安排和参与对王某流血手臂的简单紧束,然后背起王某往所部医院诊疗室匆匆地赶去;另一位民警立即按照《戒毒场所突发事件安全稳定防控预案》规定,一方面向值班领导汇报情况,另一方面电话通报所部医院诊疗室,告知其做好急救准备,简要说明现场基本情况。

三、心理危机干预

所心理咨询中心在接到这一情况的救助危机报告后,立即采取了危机干预措施,在干预过程中深感戒毒人员心理成长扶助的急迫需要,为了有针对性地从根本上处理好个案的危机根源,必须采取深度心理危机攻关,进行心理成长治疗。根据《戒毒场所突发事件安全稳定防控预案》,心理咨询师和大队领导、管教民警会商沟通,初步在大队民警和戒毒人员中了解掌握了危机矫治人员王某基本情况资料。王某伤得并不重,经过医院的救治已无大碍,在平复了他的情绪之后,我们把王某请进了布置温馨的心理咨询室。

四、危机后干预

在对个案救助三天后,我们开始随访个案,开始运用叙事疗法对其进行个别辅导。每周一次,每次治疗时间为 1 小时,共计 3 次。

来访者自述: 王某,男,27 岁,汉族,未婚,高中学历,生长在浙江省某农村。家中有父母和两个姐姐,家里为供养其读书,两个姐姐很小就辍学,出外打工。性格内向,不善与人交往,读高中期间,成绩较好,但与同学相处互动不多;在家时,与家人相处和谐,喜欢家里气氛。初中开始,有一个"打嗝"的毛病,因担心"打嗝"问题造成别人排斥,使他在人群中更为闷闷不乐。高中毕业后,在一家企业打工,收入尚可。但因"打嗝"问题心中苦闷,偶然听人说"溜冰"可以让各种痛苦得到解脱,慢慢沾染上冰毒,2010 年某月被送强制隔离戒毒。自残事件发生前两天,再次在点名期间打嗝,引起同组几位的戒毒人员的哄笑。由此觉得很丢脸,情绪低落,于事后两天在习艺劳动时,趁人不备,割伤手臂,看着手臂出血了,隐隐作痛,心里反而觉得很舒服,心情没那么压抑了。

心理测验结果:

SDS 总粗分 52 分,标准分 65 分——中度抑郁。

SAS 总粗分 49 分,标准分 61 分——中度焦虑。

90 症状总分:248 分。

阳性项目数 53 项总均分:3.98 分

部分因子分：抑郁 3.53 分，焦虑 3.08 分，恐怖 2.53 分，人际关系敏感 3.13 分，偏执 2.5 分。

结果提示来访者有明显的抑郁、焦虑情绪、人际关系敏感，且以抑郁为主。

（一）首次治疗：问题外化

1. 叙事疗法

叙事疗法鼓励当事人将问题与自己分离，采用"对话"的形式与当事人一起将问题进行客观化和具体化，去想象和建构问题是一个人或一个物，外化出来并为其命名，从而更清晰地察觉其实质和影响力，以下是首次治疗的部分内容。

治疗师：你主要的问题是什么？

来访者：我经常不由自主的"打嗝"，让我很苦恼。

治疗师：哦，"打嗝"，我们来给取一个名字，叫"捣蛋鬼"，好吗？

来访者：好的。

治疗师：那这"捣蛋鬼"是怎么影响你的呢？

来访者："捣蛋鬼"带给我许多困扰，总觉得它让大家排斥我，以前读书的时候，"捣蛋鬼"总让我无法专心读书，专心干事，整个心情糟透了。我去过许多医院，但没有改善。我妈和我姐也到处打听解决的方法，但没有结果。我的个性内向害羞，又容易紧张，不善于表达。我有时候越紧张它越捣蛋。只要有人在我旁边，"捣蛋鬼"就来。所以我特别害怕在公共场合别人点到我的名字。

治疗师：人多就害怕？

来访者：是的，我觉得压力好大，自从有了"捣蛋鬼"，我甚至有过想结束生命的念头。因为对我而言，实在很痛苦。每天都要面对它，真的很烦。但是我不能死，我家里还有父母和两个姐姐，他们为我付出太多了。当压力太大了，我就割伤手臂，看着血渗出来，心里突然觉得很轻松。

2. "打嗝"问题带来的影响

从个案对"捣蛋鬼"的叙述中发现问题所影响的生活层面与其所造成的作用在程度上是不同的。主要有情绪反应、自我概念、戒治生活、家庭生活和行动五个方面的影响。

情绪反应：个案由于问题"捣蛋鬼"的影响，在情绪方面反映出无奈、紧张并感到相当困扰与痛苦，甚至是绝望。来访者：对我而言，实在很痛苦，每天都要面对它，让我好无奈。真是生不如死。我总是很紧张，无法克制自己的情绪。也许"捣蛋鬼"大多是因为太紧张而引起的。

自我概念：问题对个案在自我概念方面的影响是怨天尤人，认为自己是不好的，不快乐的，是让人讨厌的。上天为什么不公平，家境不太好，本来读书就很不容易。又让我得这种毛病。我很希望与别人一样，但是"捣蛋鬼"让我乐不起来，好讨厌自己。

戒治生活：问题对于个案的戒治生活造成很大的影响，特别是在人际关系上，他显得退缩，不自信，认为别人在排斥自己；即使对较亲近的朋友，他也不太相信他们真正能接受他的毛病，怀疑他们只是碍于情面不说而已。因此，个案在戒毒所的生活很烦闷、不愉快，情绪受到很大的影响。

家庭生活：个案在家里受到问题的影响较为弱小，感觉在家里自在而愉快。来访者：我在家中就很快乐，很自在，所以特别喜欢放假时候，那就可以整日呆在家里了。

治疗师：为什么呢？不都是面对人吗？

来访者：家里人都是熟悉的，有安全感，而且他们都认为无所谓，所以我在家会认为没有什么影响，就很轻松的生活。

行动：个案曾经为"捣蛋鬼"积极地四处求医，但成效不大，让他感觉相当挫折。

来访者：为了医好"捣蛋鬼"我去过不少地方，吃过各种的药，我也曾上网查找，家里的人也帮我四处问解决的办法，但情况还是一样。我进来之前，我姐问到一个老中医，可以针灸治疗。因为一直吃药不好，所以想去试一下针灸看是否有效，后来因为进来了，就没去。

第二次咨询：寻找例外

个案被影响的层面程度不同，在其充满问题的故事中，可能忽视了其他对问题"捣蛋鬼"故事发展的可能性和选择性，因此，去寻找不被问题占据的层面和例外经验，比较与主要问题故事的差异，发展出替代故事发展的可能性与多元性，发现出面对问题的新契机。

1.寻找故事中的差异部分

对比个案问题故事中的差异部分，可以帮助个案萌发对问题不同的思考。

(1)网友/父亲

询问个案家里的人是否有同样情况。

治疗师：爸爸也有这个毛病？他如何看待呢？

来访者：他无所谓，认为可以接受，没有关系；但我的一个网友也有这种情况，却为此很痛苦，认为医不好就去自杀。其实只要我的毛病能好了，我每天就会很快乐，不用像现在这样痛苦。

(2)个别戒毒人员的哄笑/好友的劝慰与不介意

来访者：现在同组的几个人，上课或点名时，只要我一出现就会想笑，虽都强忍着，但我看得出来。这让我很难受。

治疗师：他们都是这样吗？

来访者：那倒不是，虽然我和其他戒毒人员来往不是太多，大多数还是没有矛盾。而且几个要好的，时常都叫我宽心，不要太在意"捣蛋鬼"，但我总不能释怀。

治疗师：那几个爱笑的戒毒人员和你关系怎样？

来访者：没有什么交情，平时也不怎么说话。

(3)在学校的紧张/家中的自在

来访者：以前我在家里会很轻松，完全不在意"捣蛋鬼"的存在，但又不能一直待在家中，以前在外面的是候，还要上班。所以我最快乐的时候是下班回家。上班时，我总是很紧张。我也曾想放弃上班，就呆在家里，但是我的家境不好，全家人已经为了我读书付出了许多，我现在好不容易毕业了，我不去上班的话，就没钱，那怎样去回报我的家人，所以一直忍耐着，哪怕在厂里再不舒服。

(4)求医挫折/持续的求医

来访者："捣蛋鬼"时常会出现，而且每天都这样很苦恼，吃药和去看医生很多次，都还没好。我经常为了"捣蛋鬼"去看医生，就是想把"捣蛋鬼"给医好。最近我姐问到一个用针灸的中医，出去后想去试试，看有新的进展没有。

2.寻找例外经验

个案深陷于问题"捣蛋鬼"中备受困扰,但上述叙说的相关差异,又显示出他有忽略掉的能力和有利资源。从与其对话中,发现他有不少对问题产生影响甚至是控制的部分,由此引导他去努力跨出狭小的思维天地,思考与体验当面对问题时,本身并非完全处于无奈、任其摆布的情况,而也有对问题产生影响及控制的情况,而这些情况正是个案信心和能力的来源。

（1）网友/父亲

比较网友与父亲的反应,从别人撑过来的正向力量中,找寻自己也可能有的反应。如父亲如何应对? 网友如何痛苦地熬到今天?

（2）个别同学的哄笑/好友的劝慰与不介意

个案的病并未遭所有戒毒人员排斥,哄笑的戒毒人员与自己交情甚浅,其"笑"的行为不一定就与"捣蛋鬼"有关;好友的劝慰显现朋友不因"捣蛋鬼"的问题而影响到彼此交情,协助个案思考自己拥有哪些不错特质,让朋友在个案有"捣蛋鬼"的困扰下仍与他做朋友。

（3）在学校的紧张/家中的自在

个案提到在家里较为轻松,由此引导其去思考是发生了何事使自己放松;并将此经验与学校中的紧张进行对比,开启不同经验的可能性。

（4）求医挫折/持续的求医

个案面对求医挫折的抗击,愿意持续寻医的原因思考,去挖掘个案行动能力的部分。

第三次咨询:替代故事

通过与个案一起分析问题故事和寻找例外经验,使其意识到问题故事存在可改变性,藉着发现以前被遗漏和被忽略的事实和环节,找到重写生命故事——替代故事的可能性,对过去问题进行全新角度的内涵诠释,建构起"主动进取的自我"。

1.网友/父亲

个案对比父亲、网友与自己对待"捣蛋鬼"的看法,发现其实"捣蛋鬼"并不真是那样严重,关键是对其的态度,父亲不在乎"捣蛋鬼",所以活得不是负担,网友虽说痛苦要自杀,可也撑到了现在,说明"捣蛋鬼"并非不能对抗,自己也许是庸人自扰,只要改变思考角度,可提高抵抗力量。

2.个别戒毒人员的哄笑/好友的劝慰与不介意

个案认识到自己对"捣蛋鬼"的过分关注,让自己草木皆兵,造成对同组戒毒人员的反应的过分敏感和对好友关心的不信任。自己一直乐于助人,经常帮助一些遇到困难的戒毒人员,大家经常交流对生活的感想,交情很好,所以对自己"捣蛋鬼"的宽容和劝慰应该是发自内心的,自己身上存在不少他们真正欣赏的东西,不能再怀疑朋友们的真诚。选择相信朋友的话,会使压力减轻,能放松心情。

3.在戒治场所的紧张/家中的自在

在戒治场所的紧张是自己过分注意的情绪反应,心跳加快,肌肉僵硬,进入了恶性循环;而在家里,觉得环境安全,喜欢呆着,所以就放松。结果是越怕"捣蛋鬼",越要来,不紧张,反而没事。上课时去尽量专心于老师讲什么,点名时注意其他戒毒人员的口令,结果就放松许多,在戒治场所出现"捣蛋鬼"的频率也低了。也许继续努力,转移注意力,放松效果会更好。所以"捣蛋鬼"实际上是能被控制的。

4.求医挫折/持续的求医

多次求医,中西医都有,大家的观点不一样,有的认为是饮食上有问题,如喝可乐和吃含淀粉的东西太多,有的认为完全是情绪上的问题。个案想两方面都有,结合起来,从两方面注意来改进应该更好。个案改变了饮食结构,不再买可乐、薯片等零食吃了,也开始接受所里的中医的针灸了,"捣蛋鬼"的次数有减少,进展良好。

个案通过对问题故事知、情、行各方面内涵进行再叙述、再建构,为自己找到了喜好故事的持续发展及发展的深层动机和强大动力。

5.结果

再次心理测验结果:

SDS 总粗分 41 分,标准分 51 分;

SAS 总粗分 36 分,标准分 45 分;

90 症状总分:152 分,阳性项目数 38 项均分:1.68 分;

部分因子分:抑郁 2.17 分,焦虑 1.78 分,人际关系敏感 2.09 分,偏执 2.11 分。

上述结果提示来访者的抑郁、焦虑情绪得到较大程度的改善。

通过对个案一个月的个别辅导,其问题的行为表现及心态都有所改善,关注焦点转移,原来内化很深的自我负面评价开始松动,找到自己所拥有的资源和力量,开启了另一个自己可以着力的地方。

五、讨论

叙事心理治疗作为一种后现代的咨询技术和治疗模式,充分体现了"多元化"、"去中心"、"反权威"的后现代主义思潮,它强调接受个体的多样性,并尊重这种多样性,是一种"以人为中心的治疗"。叙事心理治疗改变了传统心理治疗中"人就是问题",治疗就是针对来访者病症的理念。运用叙事疗法对话及问题外化技巧可协助个案将自己的问题与自己分开,发现问题对生活所造成的影响与作用,由此察觉自己不受问题控制的生活经验与力量,在对照生活中经验的差异和例外部分,重新编排生命故事,带动个案发展出替代故事的多元性与可能性,从而最终促进个案知、情、行的全面改善。叙事疗法的主要特征是重视语言对于心理的重要作用,对于咨访关系双方的语言表达和语言领悟能力有较高的要求。本例中的来访者学历是高中毕业,具有一定的理解和表达水平,保证了咨询的顺利进行。因此,叙事疗法并不适合所有的来访者。叙事疗法强调倾听与讲述,不做专家的解释与行为指导。叙事疗法的疗程较长,成效是循序渐进的,不适合用于自伤自残危机干预的即时干预,但对于其中后期深度的心理康复却是一个有益的尝试,通过治疗师与来访者以生命故事的"述说"与"再述说"为中介,以来访者充分的自我体验和知觉为前提,挖掘自身潜力,提升掌控力量,帮助他们选择替代现有行为、态度和使用环境的方法,从而体验生命的意义感,最终渡过危机,重新做人。

【案例十二】

担心自己性变态　咨询师正本清源

一、基本资料

潘某,女,1982年10月出生,初中文化程度,汉族,杭州人,现为浙江省女子戒毒所一名戒毒人员。求助者父母均为省某国企公司职工,家庭环境较好。姐妹二人,没有兄弟,父母怕她们姐妹俩学坏,因此从小学直到高中,只允许和女同学玩,禁止她们与男生来往。求助者个性活泼、好动,在小学里有一次跟男孩子去爬山,父亲知道后狠狠地打了她一顿,从此不敢和男孩子多说一句话,认为和男孩玩就是"不正经"。参加工作后由于工作的原因不得不和男同志接触,刚开始不能正常交谈,与对方有目光接触就会脸红,后来也能正常交往,还交了一个男朋友。2005年,因男朋友威逼诱惑,开始吸食海洛因,2007年因注射毒品被劳动教养一年,因为体格、长相颇像男性,因此在强戒人员中颇有人缘。2009年又因注射毒品被送来进行强制隔离戒毒,强制隔离戒毒期间,与其他戒毒人员关系良好。但近半年来,常不自觉地想与其他强戒人员亲近,二月份一次深夜,因与某强戒人员并铺,被民警发现批评后扣分一次;后又一次深夜并铺,被民警严厉批评教育,称其"是不是同性恋",并扣矫治分。该求助者因此而耿耿于怀,害怕自己是"同性恋",纠缠于此问题当中不能自拔,因此而出现失眠、痛苦、烦躁,已有两月余。

二、主诉和个人陈述

主诉:感到紧张、敏感、痛苦、烦躁,晚上失眠,白天没有精神,影响正常的生活、劳动等戒毒效果,已经二个多月。

个人陈述:该强制隔离戒毒者主动要求心理咨询,称自己个性外向、活泼,一般的烦心事自己也能化解。但最近一直非常苦恼,发现自己在与强戒人员相处中有超出友谊的一些情感因素存在,见到娇小可爱的强戒人员,就想去主动接近她们,白天常想与她们靠近,但由于民警在,尚能控制自己的行为;夜里明知道违反规定不对,也常控制不住想去与她们靠近,为此已被民警扣分两次,害怕自己是"同性恋"。自己从小受到的教育就比较传统,出现这样的"不道德"想法,自己也非常害怕,害怕自己是不是心理变态,也试图尽力控制自己这种想法,可结果,还是不由自主地陷入其中,一方面觉得内心有这种情感的需要,另一方面又对自己的这种想法和行为感到非常不耻和羞愧,内心为之挣扎矛盾。而内心长期的这种困扰也使她十分苦恼、烦躁,情绪越来越难自控,常常发无名火,以宣泄自己内心的痛苦,晚上失眠,白天情绪低落,影响正常的活动。这种症状已经持续了两个多月。

三、观察和他人反映

该求助者精神状态、身体状态良好,社会功能正常,自知力比较完整。潘某的父母均是大学学历,对孩子的性教育比较保守,教育方式比较简单粗暴。该求助者与其他强戒人员亲近的想法白天尚能控制,只是眼神比较暧昧,晚上这种想法易冲动,比较难控制。经民警制止和批评教育,明知道违反规定,行为不对,但仍不能控制想法,因此,十分苦恼,夜里失眠,白天情绪低落,影响生活及戒毒效果。

四、评估和诊断

根据求助者的身体和精神状况、症状排除器质性疾病所致。

根据正常与异常的心理活动三原则,该求助者的知、情和意是统一的,各种心理过程之间具有协调一致的关系;主观世界与客观世界保持一致,有较强的自我认知统一性,对自己的问题有自知力,主动求医,无感知觉异常,无幻觉、妄想等精神病症状;个性特征较为稳定。因此,可以排除精神病。

另按照许又新教授对神经症的定义:该求助者病程不到3个月,为短程,评分1;该求助者的精神较为痛苦,有时自己能够摆脱,为轻度,评分1;能够照常学习、劳动,但不能达到好的状态,社会功能受到轻微妨碍,评分1。总分为3分,还不够诊断为神经症的标准。该求助者的心理活动总体还属于正常范畴,本案例虽有强迫观念,但白天也能自己加以控制,社会功能受损程度不重,尚未达到神经症的诊断标准。

强制隔离戒毒期间,作为一名正常女性,有性欲的要求是正常的。该求助者由于同性环境的影响,长期压抑的性欲要求转化为一种同性恋心理倾向,而该求助者从小受到的家庭性教育就比较传统,因此,自己固有的传统道德观念与现实情境下的欲念发生冲突,表现为较强烈的心理冲突,导致表现为失眠、痛苦、烦躁等生理心理症状。另外,就症状发生原因来看,心理因素似乎是主要因素而不单纯是诱发因素,故可考虑初步诊断为较严重的心理问题。

心理测验结果支持本次初步诊断。

最终诊断:严重心理问题

五、咨询方案

(一)咨询目标

具体目标:帮助潘某减轻乃至消除目前的痛苦和烦恼,帮助调整心理状态。

终极目标:促进潘某的心理健康和心理发展,实现自我成长,达到人格的完善。

目标的制定要具体、可行、积极、双方都可接受、属于心理学性质、可以评估、多层次统一。

(二)双方责任、权利和义务

1.求助者的责任:(1)向心理咨询师提供与心理问题有关的真实资料;(2)积极主动地与心理咨询师一起探索解决问题的方法;(3)完成双方商定的作业。

2.求助者的权利:(1)有权了解心理咨询师的受训背景和执业资格;(2)有权了解咨询的具体方法、过程和原理;(3)有权选择或更换心理咨询师;(4)有权提出转介或中止咨询;(5)对咨询方案拥有知情权、协商权和选择权。

3.求助者的义务:(1)遵守咨询机构的有关规定;(2)遵守和执行商定下来的咨询方案;(3)遵守预约时间,如有特殊情况,事前要告知。

4.咨询师的责任:(1)遵守国家有关法律法规,遵守职业道德;(2)切实帮助求助者解决心理问题;(3)严格遵守保密原则,并说明保密例外。

5.咨询师的权利:(1)有权了解与求助者心理问题有关的个人资料;(2)有权选择合适的求助者;(3)有权提出转介或中止咨询。

6.咨询师的义务:(1)向求助者出示有关证件及受训背景;(2)遵守和执行商定下来的咨询方案;(3)尊重求助者,如有特殊情况提前告知求助者。

(三)咨询的次数与时间安排

经共同协商决定心理咨询时间每周咨询一次,每次50分钟。

(四)咨询的具体方法、过程和原理

主要咨询方法与适用原理:(1)认知行为疗法。认知行为治疗是通过改变思维和行为的方法来改变不良认知,达到消除不良情绪和行为的心理治疗方法,它是建立在一种结构性的心理教育模型之上,强调家庭作业的作用,赋予求助者更多的责任,让他们在治疗之中和治疗之外都承担一种主动的角色,改变行为方式,进而达到改变不良认知。(2)行为厌恶疗法。

(五)咨询的效果及评价手段(略)

(六)咨询的费用

强制隔离戒毒人员心理咨询实行免费。

(七)其他问题及有关说明(略)

六、咨询过程

(一)诊断阶段

1.任务:(1)建立平等、尊重、信任的咨询关系;(2)了解基本情况,收集相关信息;(3)进行心理测试,反馈测试结果;(4)分析主要问题,确定咨询目标。

2.方法:(1)摄入性会谈;(2)心理测试;(3)负性情绪宣泄。

3.过程:

第1次咨询时间:2010年4月10日

第一,切实运用同理心。在潘某的个案中,我觉得最困难的就是作为心理咨询员个人的超越,曾经也接触过心理大师们关于同性恋问题的咨询,学到了一些处理这类个案的方式和技巧,然而真正面临这类个案时,我最初并不能真正做到无条件地接纳来访者,充分尊重理解来访者的价值观,我十分清楚自己对其所存在问题的反感,如果不能解决好自身的这种感受,心理咨询是无法开展的,因此,我与其他心理咨询员交流感受,促使自我的成长,我终于可以完全接纳潘某,接纳其所有的情感和困扰。由于长期处于封闭环境,情感上的缺失很容易造成她们畸形的情感需要。既然潘某已经认识到了自己情感上存在的问题,并且为之苦恼、困扰,作为咨询员,我们就应该以尊重、真诚的态度接受来访者,鼓励其充分表达自己的情感体验。

第二,建立良好的咨询关系。在咨询过程中,尤其是在初诊接待中,积极运用鼓励技术,促进潘某真实的表达自己的情感,因为该求助者对自身问题感到不齿,所以在咨询最初,其顾虑较多,怕咨询员会因此瞧不起她,怕其他民警会另眼看待。对此,我对其多次耐心地讲解了心理咨询的实质、意义以及心理咨询的保密原则。在消除其顾虑的情况下,潘某终于无所顾忌地表达了自己真实的情感和想法,而从她倾诉过程中的言语、肢体动作,发现潘某心理问题最需要解决的是其内心羞愧、烦躁等负性情绪,在此问题解决的基础上矫正其情感的错误认知。表面看潘某好像一切都无所谓,但内心深处却是十分痛苦的,因为她对自己的这份错误的情感无从把握,她内心为之苦恼,而现实中她又无法控制自己的感觉。

为进一步探索求助者的心理问题,心理咨询师让其进行《症状自评量表(SCL-90)》测试和《抑郁自评量表(SAS)》测试,并将有关结果反馈给求助者,希望求助者能敞开心怀,与咨询师真诚地交流。

(二)咨询阶段

1.任务:(1)帮助求助者分析自我封闭和抑郁的原因;(2)合理情绪疗法,改变不良认知。

2.方法:(1)咨询性会谈;(2)合理情绪疗法。

3.过程:

第2次咨询时间:2010年4月24日

化解负性情绪。首先,帮助潘某走出内心的困扰,消除其不合理的认知,化解其负性情绪,澄清自身存在着的消极思想和情感,形成正确的认知和合理的情绪。是咨询工作取得初步进展的关键所在。面对此类问题,重于疏导,使其通过其他有效的途径得以化解。在咨询过程中,我对她这份为之困扰的情感表现了充分的理解和尊重,使其认识到这类情感的存在是可以理解的,而不是像其所想的心理变态,只是由于长期封闭的生活使其正常的情感需要无法得到,而暂时的寻求一种替代,与真正的同性恋是有着本质区别的,它只是情感的一种替代品,随着环境的变化,它便会随之恢复正常。潘某听完这些话后大大舒了一口气,她说,我一直担心自己是不是心理变态了,这个问题一直困扰着我,我甚至快为之发疯。我内心极度恐惧,而又找不到可以沟通、可以信任的朋友来寻求帮助,现在我终于可以安心了。

第3次咨询,时间:2010年5月15日

应用行为矫治疗法。针对潘某的这一错误的情感,我与之商讨,采取行为矫治疗法,制定了一套详细具体的咨询计划,首先,转移其对情感的关注,针对其爱好画画这一特点,为其布置家庭作业,要求其坚持利用每日空闲时间练习画画,这样一方面丰富了其业余生活,转移其情感的注意力,另一方面,其情感的需要可以有新的合理的替代品。如此一段时间之后,潘某不再整日困在问题的纠缠中,而是使改造生活变得更充实更丰富。其次,与潘某商定了行为厌恶疗法,因为潘某非常讨厌辣椒,每次当自己出现这类想法时,就让自己吃一点辣椒,潘某能坚持按矫治计划具体方案实施,取得了明显效果,该来访者称自己已经很少去考虑这类问题了,而且自己的改造生活也变得充实了,情绪方面也得到很大调节,再也未发生无故发火这类现象了。

(三)巩固阶段

1.任务:(1)巩固咨询效果;(2)结束咨询。

2.方法:咨询性会谈。

3.过程:

第4次咨询,时间:2010年5月29日

咨询结束。经过两个月的心理辅导与咨询,潘某变得更加自信与乐观,她不再纠缠于所谓"同性恋"的困扰当中,开始与人正常沟通了。这次咨询时,她的神情状态很好,她说:"我现在就想着好好戒毒,早日回到外面的世界,开始自己新的正常生活,将儿子抚养成人,我相信,若是我丈夫泉下有知的话,也会为我今天的样子感到高兴的"。像潘某这样无法走出生活创伤的人,大多会把内心世界深藏起来,自我封闭并加以掩饰,采取逃避的消极应对方式,其实,很多时候,并不是她们无法走出伤痛,而是更多的情况下,她们用伤痛做了个外壳,将自己保护起来,再不愿走出来。其实,他们比任何人都更渴望得到理解,得到关怀,比任何人都希望有自己新的生活。

七、咨询效果评估

（一）求助者自我评估

经过心理咨询辅导,潘某能与其他戒毒人员正常交往了,潘某对其他戒毒人员说,"心理咨询民警打开我多年的结,我现在想通了,我现在每天都睡得很香","我现是小组卫生检查员,搞内务卫生都得听我的,我教大家把被子都叠成豆腐块,准能拿到卫生流动红旗"。

（二）心理咨询师的评估

通过回访,发现求助者咨询目标基本实现。经过几次的咨询,潘某逐步认识到自己问题的实质,有效的调节了自身的情绪,建立其正确的认知和合理的信念,切实解决了该来访者的心理问题,近日,潘某戒毒生活积极性有了很大的提高,表现也有了很大进步。

（三）心理测验。

《症状自评量表(SCL-90)》测试结果和评定:躯体化 1.56,强迫症状:2.10,人际关系敏感:1.73,抑郁 1.50,焦虑:2.20,敌对:2.13,恐怖:1.68,偏执:1.58 精神病性:1.50 生活:1.60,求助者躯体化症状、强迫症状、人际关系敏感、抑郁、焦虑、敌对六项因子分较前次测试都有所下降。

《焦虑自评量表(SAS)》测试结果和评定:总粗分 44 分,标准分 55 分,较前次测试明显下降。

【案例十三】

翻过糟糕的那一页
——心理危机的个案干预报告 *

一、一般资料

人口学资料:郑某,男,汉族,1979 年 6 月出生,浙江人,本科文化,中等身材,已婚。

个人成长史:出生普通工薪家庭,家境一般,独子,父母常年感情不和,缺少家庭关爱,性格较孤僻叛逆,喜好新鲜刺激。学习成绩良好,顺利取得法律本科文凭,毕业后考取执业律师资格,在某律师事务所工作,28 岁与一女同学结婚育有一女,家庭关系尚和谐。因工作关系,结识了一些社会上的不良人员,多次成为他们的代理律师,成为朋友并染上吸食冰毒的恶习二年,平均每周吸食 2～3 次,否认出现过精神病性症状,2011 年 8 月 11 日在某娱乐场所集体吸毒时被市公安机关当场抓获,因郑某屡教不改,决定给予强制隔离戒毒,四天后送入我所执行。

———————————

* 本案例由浙江省十里坪劳教所医院姚建飞提供。

精神状态:意识清醒,惊恐不安,紧张害怕状,认知障碍,可疑被害妄想,不言语,绝食饮,对外界刺激警觉,人格丧失。

身体状态:轻度脱水貌,心率偏快,大于 100 次每分,血压正常,辅检存在低钾血症。

社会功能:完全丧失,需人 24 小时看护照料。

心理测验:无法进行。

二、观察和他人的情况反映

咨询师观察:求助者被隔离在严管中队,由专人 24 小时包夹看护,蜷缩在一角,双手护胸,表情紧张害怕,双眼凝视,敏感警觉,衣着褴褛,身上有异味,越是靠近他越是紧张发抖,可疑被害妄想,对外界刺激反应警觉,拒绝进食饮水,始终不言语,不能沟通,不作回应,自知力缺失。

民警反映:郑某新入所才数天,发现其一直情绪低落,表情沮丧,注意力涣散,基本不与旁人来往,食欲很差,晚上睡眠时间少,总是翻来覆去。民警找其谈话,刚开始敷衍以对,经耐心疏导表露出了真实的想法:诉自己是律师,在社会上也算是有身份的,这次因吸食冰毒被公安局决定强制隔离戒毒,自己对这样的处罚不服,认为是自己以前经常帮一些不良人员打官司,公安局的人才故意要搞他的。如果处罚无法改变,那简直是灭顶之灾,工作没了,律师证被吊销,名誉扫地,家庭危机,这样残酷的事实和打击无法接受,不管怎样自己一定要出去,并向民警探听有关所外就医及行政申诉的途径。民警严正告之,其违法情节事实清楚,处罚决定适当,不要存有侥幸心理,安心戒治争取早日回归才是唯一的正道,郑某听后,表情麻木,一言不发,精神变得恍惚不定,晚上基本没有入睡。第二天上午郑某在观看电视时,看到一追凶的画面,突然精神失控,大叫“有人要害我,有人要害我”……到处乱窜,表情惊慌害怕,被控制后仍激动不安,无法沟通,中队以“精神异常”送入严管队隔离。隔离观察的二天时间里,郑某或紧张害怕或麻木不仁,不语、不食、不眠,拒绝任何帮助,大家都认为他的精神可能崩溃了。

三、评估与诊断

该求助者的现状是:入所强戒期间情绪低落,焦虑失眠,二天后突发精神异常,主要表现为紧张害怕,惊恐不安,可疑被害妄想,隔离期间,始终不语、不食、不眠,无法沟通,拒绝帮助,没有器质性病变。

出现上述心理状态的原因分析:

1.生物性原因:间断吸食冰毒 2 年,强制戒断 6 天,有轻微戒断症状,既往无精神异常史。

2.社会性原因:对被强制隔离戒毒的处罚不满,认为是有人在搞他,无法接受这样重大的人生变故,不敢面对既定的事实。

3.心理性原因:性格孤僻叛逆,具有非理性认知,存在不合理信念。

初步诊断:心理危机(急性应激障碍)

诊断依据:

1.求助者目前的心理状态是由于被执行强制隔离戒毒,遭遇这一突如其来的重大生活逆境的现实刺激造成的,心理冲突属于常形范畴。

2.突然发作,持续 2 天时间,发作前存在明显的焦虑抑郁症状。

3.情绪反应剧烈,严重泛化,精神处于崩溃边缘,言行明显异常,人格丧失。

4.社会功能完全丧失,经检查无器质性病变。

从现实刺激的性质、反应的持续时间、反应的强度和反应是否泛化这四个维度均提示该求助者的问题符合心理危机(急性应激障碍)的诊断标准,属于心理危机干预的范畴。

鉴别诊断:

1.与冰毒所致精神障碍相鉴别:求助者精神检查存在可疑被害妄想,言行明显紊乱,但发病时间只有二天,既往无精神异常史,根据 CCMD-3 对精神活性物质所致精神异常的诊断标准,病程需大于二周,暂不考虑冰毒所致精神障碍。

2.与严重心理问题相鉴别:严重心理问题的反应强度强烈,反应已泛化,对社会功能造成严重影响,病程大于 2 个月。而该求助者的心理处于崩溃的边缘,社会功能完全丧失,持续的时间 2 天,因此可排除严重心理问题。

四、心理危机干预目标的制定

根据以上对求助者的评估和诊断,咨询师决定立即采取心理危机干预,干预的具体目标、近期目标和长远目标如下:

具体目标和近期目标:保证求助者安全的前提下,使求助者尽快摆脱心理危机状态,恢复理智,恢复进食,并接受心理咨询。

长远目标:帮助求助者正视和接受现实,改变不合理信念,促进求助者学会自我心理调适,构建合理的认知模式。

五、心理危机干预方案

1.首要的目标是保证求助者身体健康,保证人身安全。

2.借助药物使助者尽快度过急性应激障碍状态。

3.待求助者恢复理智后,取得求助者的信任,建立起咨询关系,使其能正常进食,保持沟通。

4.采用合理情绪疗法,纠正求助者不合理信念,使其能面对事实,以较为合理的认知模式思维。

5.强化戒毒动机,以积极的心态去改变可以改变的现实,重拾生活信心。

六、心理危机干预过程

1.第一阶段:紧急医疗干预,采取非常手段。

求助者已二天未进食饮水,躯体出现脱水症状及电解质紊乱,需紧急医疗干预,首要的措施是将求助者立即转入医院治疗,保证其基本的生理需求,并落实专人不间断看护,防止意外。求助者处于急性心理应激障碍状态,出现明显的精神错乱,需借助药物才能使其尽早度过危机,恢复理智,经与上级专科医师电话会诊,决定给予抗焦虑药物肌注,求助者镇静后终于安静入睡。

2.第二阶段:初期干预,建立起初步的咨询关系。

经上述紧急医疗干预后,入院第二天求助者精神状态有所改善,紧张害怕感明显减轻,对外界刺激反应冷漠,能配合医务人员的治疗,但情绪仍不稳定,表情淡漠,大部分时间都蒙着眼卧睡不起,仍不言语,仍拒绝食饮。咨询师评估后,认为求助者已顺利度过了急性应激障碍的极期,恢复了部分理智,可以进行初期的心理干预。一般心理危机早期阶段不适宜言语积极干预,过程中不强求求助者马上回应,留有时间让求助者自我消化。咨询师主要充当照顾者的角色,干预的方式以原始的方式进行,满足当事人最基本的本能需要,给予情感上的支持。如给予求助者简单真诚的关心,叫唤他的名字,告诉他现在好了,安全了,让他感觉到我们的存在。给予一些简单清晰的建议,如建议其正常进食,最起码要喝水。对他的处境和过激的反应表示理解,并希望能帮助到他。刚开始求助者仍是无动于衷,但慢慢的求助者对咨询师真诚的帮助有所正面回应,有眼神的交流,快结束时,咨询师递给求助者一瓶矿泉水,求助者接受了,开始进饮。心理干预取得了初步的突破。

3.第三阶段:积极干预,达成短期干预目标。

求助者入院第三天,精神状态进一步好转,紧张害怕的情况已基本消失,情绪趋于稳定,趋于理智,对外界刺激会有被动的回应,已基本度过了急性应激障碍阶段,但求助者抑郁症状突出,仍拒绝沟通,拒绝进食。心理危机后72小时左右是干预的黄金时间,咨询师决定采取主动的方式积极干预,目标是让求助者恢复正常进食,开口说话。咨询师特意备了一盒方便面,并泡好放在求助者的床前,简单作了自我介绍,对其近二天的转变表示鼓励,希望能继续帮助他度过危机。咨询师主要采用理解、共情、支持的技术,让其充分感受到被尊重,被关注和被接纳,以达到宣泄负性情绪,缓解其心理危机感。

咨询师:我知道你能听懂我的话,只是你现在还不想开口?

求助者:(沉默……)

咨询师:你发作的那两天,精神很异常,大家都把你当精神病人了!

求助者:(冷笑!)

咨询师:但我不这样看,我学过一些心理精神疾病方面的知识,我认为你不是精神方面的问题,而是无法接受被强戒的残酷事实,导致了心理危机,精神崩溃,你认同吗?

求助者:眼神与我对视,表情趋于认真。

咨询师:我完全能够理解你现在的处境,从一名律师到一名失去自由的人,这种落差和打击确实让人难以承受。你无法接受又无力应对,只好麻痹自己,选择逃避……心理危机是人在遇到重大突发事件时本能的一种自我保护反应,其结果有的人会因此走向成熟、有的人会发生自伤自杀等危险行为、有的人会留下难以弥合的心理创伤,单靠自己的力量很难顺利度过危机,需要外界的帮助。非常庆幸,你现在已经度过了最糟糕的阶段,我们不指望你能迅速地走出来,这需要时间。现在你已恢复理智,但让我们焦急的是你还是选择自暴自弃,不吃饭、不说话,以此惩罚自己,这让关心你的人很失望,你家里还有老婆小孩父母,作为一个男人,你应该多替她们的未来想想。

求助者:(眼睛湿润……开始抽泣……)

咨询师:大声地哭出来吧,心里会好受些的。

求助者:(伤心地哭泣……)

……

咨询师:你能开口跟我聊聊吗?

求助者:可以…但我现在心里很乱,不想多说!

咨询师:没关系,等你想说的时候我会再来的,你已经四天没吃饭了,我给你泡好了一盒方便面,希望你能吃掉,好吗?

求助者:(点点头……)

4.第四阶段:深入开展咨询,纠正不合理信念。

入院第四天,求助者精神状态基本恢复正常,能正常进食,能作简单沟通,情绪仍有波动,抑郁明显,睡眠质量差。医生建议其可以出院,咨询师评估求助者现处于心理危机的后期,可以开展深入的咨询干预,采用合理情绪疗法,向求助者指出,他的心理之所以危机,是由于他自身所存在的"糟糕至极"的不合理信念导致的。

咨询师:今天看你气色好多了,医生已经建议你可以出院!

求助者:是吗,我也想出院了。

咨询师:但我还不是很放心让你回中队,你的问题还没有得到解决,我们今天能好好聊一下吗?

求助者:我住院的这几天里一直在思考,也很想找你好好谈谈。首先要谢谢你们的帮助,给大家添麻烦了。

咨询师:你律师出身,我想我们一定可以很好地沟通,对这次危机你自己是怎么看的?

求助者:你之前对我的分析很透彻,确实是那样,我真的接受不了,我吸食冰毒是事实,依照《禁毒法》公安局可以让我在社区戒毒,但现在的我什么都没了,我无法面对自己和今后的生活。当民警跟我讲一切已成为既定事实,没有任何翻案的可能,我仅存的一点幻想也破灭了,精神开始崩溃,甚至出现了幻觉,我觉得所有的人都在针对我,我很害怕,陷入了无底的深渊,一切像做了场梦一样,现在我如梦初醒,开始面对现实,但我还是不能走出来。

咨询师:你是学法律的,应该更明白被强戒的决定是不可能改变的,但这可能未必是你出现危机的直接原因!

求助者:那是什么原因呢?

咨询师:是你对这件事的一些看法。人们对事物都有一些自己的看法,有的是合理的,有的是不合理的,不同的想法可能导致不同的情绪结果。如果你能认识到你现在的情绪状态是你头脑中的一些不合理的信念造成的,那么你或许就能控制自己的情绪。

求助者:会是这样的吗?

咨询师:我们举一个例子:假设有一天你到公园放风筝,你把非常喜欢的风筝放在长椅上。这时走过来一个人坐在椅子上,结果把风筝压坏了。此时,你会怎么样?

求助者:我会很生气。

咨询师:现在我告诉你他是一个盲人,你又会怎么样?

求助者:哦——那我不会跟一个盲人生气的!

咨询师:同一件事——不同的人压坏了风筝,但你前后的情绪反应却截然不同。为什么会这样呢?那是因为你前后对这件事的看法不同。

求助者:嗯,是这样的。

咨询师：就你的问题来说，我们所收容了二千多名强戒人员，但并不是每个人都像你现在这个样子，为什么呢？

求助者：……难道是我与他们想的不一样？不，我是一名律师，他们应该给我改过自新的机会，这样会彻底毁了我的，我必须得离开这里！

咨询师：看来你还没有看到问题的所在。被强戒对你来说短期是件糟糕透顶的事情，但长远来看却未必，毒魔才是你真正的危险。任何事情都有好的和坏的一面，如果沿着"糟糕至极"这条思路想下去，就会把自己引向极端，将导致个体陷入极端不良的情绪体验如耻辱、自责自罪、焦虑、悲观、抑郁的恶性循环之中，而难以自拔。这是一种不合理的信念，因为对"糟糕至极"常常是与人们对自己、对他人及对周围环境的绝对化要求相联系而出现的，即在人们的绝对化要求中认为的"必须"和"应该"的事情并非像他们所想的那样发生时，他们就会感到无法接受这种现实，因而就会走向极端。尽管有很多原因使我们希望不要发生这种事情，但没有任何理由说这些事情绝对不该发生。我们必须努力去接受现实，尽可能地去改变不利的状况。在不可能时，则要学会在这种状况下生活下去。

求助者：……糟糕至极，是的，我现在满脑子想的都是这些，是我把自己特殊化了，我不该有那样的信念！

……

通过上面的对话，咨询师与求助者的不合理信念"糟糕至极"进行辩论，使其认识到导致其产生心理危机的根本原因不是被强戒本身，而是自己对事件的认知和不合理信念导致的，只有自己对情绪和行为负起责任，改变不合理信念，才能树立合理的信念，并引导他对自己的问题加以主动思考。

5. 第五阶段：强化巩固阶段，借助亲情的力量。

时间：半个月后。

帮助求助者认清并放弃某些不合理信念，使他学会以合理的思维方式取代不合理的思维方式，以避免再做不合理信念的牺牲品。回顾和总结求助者接受咨询干预所经历的情感和行为变化，鼓励求助者以平静的心态接受事实，并以积极的心态去改变可以改变的现实。

求助者经过前期的心理干预和咨询，基本摆脱了心理危机，认为自己心理已恢复平衡，会调适好自己，主动要求回中队参加劳动，争取早日回归。但中队民警反映他还是经常会一个人发呆，睡眠质量不好。咨询师认为求助者的心理问题已基本得到解决，但还需要巩固和更多的支持和引导。咨询师知道其妻子一直不肯原谅他，求助者现在最需要的是得到家里的支持和原谅。咨询师主动与其妻联系上，告之近况，希望她能来所接见，以利求助者安心戒治。其妻如约而至，接见完后，咨询师又找到求助者，看到他脸上露出了久违的微笑，非常感谢我们的帮助，表示自己的心结解了，认识到强制隔离戒毒对他来说未必不是一件好事，可以摆脱毒魔的控制，好好反思以前吸毒带给自己、家庭和社会的危害。咨询师借机向求助者进一步宣教冰毒的有关知识，强化他的戒毒动机，指明正确的戒治道路，重树其对未来生活的信心。

七、心理危机干预效果的评估

一个月后回访，求助者情绪稳定，心态良好，已经适应了中队的戒治生活，表现较好，已成为中队的骨干学员。

　　心理测验报告:SDS:43,SAS:39,无抑郁焦虑症状。

　　求助者的自我评估:通过五个阶段的干预和咨询,不合理的信念及由此而引起的情绪困扰和障碍基本消除,能以较为合理的认知模式思维,对未来恢复了信心。

　　同寝室人员反映:能与大家正常交流并运用法律知识帮助别人,经常写信和打亲情电话回家,饮食正常,睡眠改善。心理干预效果评估满意,基本达到预期目标。

附录一

司法部劳教局关于印发
《劳动教养心理矫治工作规定(试行)》通知

(2006 年 11 月 1 日 〔2006〕司劳教字 153 号)

各省、自治区、直辖市劳教局,新疆生产建设兵团劳教局:

经部领导同意,现将《劳动教养心理矫治工作规定(试行)》印发给你们,请结合本地实际认真贯彻实施。各地在实施过程中发现或遇到问题,请及时向我局反映。

劳动教养心理矫治工作规定(试行)

第一章 总 则

第一条 为了加强和规范劳动教养心理矫治工作,提高对劳动教养人员(以下简称劳教人员)的教育矫治质量,结合劳动教养场所(以下简称劳教场所)工作实际,制定本规定。

第二条 劳动教养心理矫治工作是指劳教场所系统地运用心理学理论、技术和方法,帮助劳教人员调节不良情绪,改变错误认知,预防、改善和消除心理问题,促进心理健康的活动。

第三条 劳动教养心理矫治工作是教育挽救劳教人员的重要手段,工作内容包括对劳教人员的心理健康教育、心理测验、心理咨询和心理危机干预等。

第四条 劳动教养心理矫治工作应当遵循科学指导、启发教育、平等交流、全面系统和安全保密的原则。

第五条 劳动教养心理矫治应当与对劳教人员的日常管理教育工作相结合,做到统筹规划,相互促进,切实提高教育挽救工作的科学性和有效性。

第二章 心理矫治组织机构和工作人员

第六条 省、自治区、直辖市劳动教养管理局设立劳教人员心理矫治工作指导中心。指导中心可设在心理矫治工作开展较好的劳教场所。成员由局、所相关人员和外聘心理学专家、社会志愿者组成。心理矫治工作指导中心的职责是:

(一)组织、协调、指导、检查劳教场所心理矫治工作的开展,制定本地区劳教场所心理矫治工作计划和有关规章制度;

(二)组织开展劳动教养心理矫治工作的理论研究和经验交流活动;

(三)对本地区劳教场所开展心理矫治工作提供技术指导和服务,直接参与有疑难、特殊心理问题的劳教人员的心理矫治工作;

（四）指导本地区劳教场所心理矫治工作专业化队伍的建设,组织开展心理矫治业务培训工作。

第七条 劳教场所设立劳教人员心理矫治中心,按照收容人数的 3‰。以上比例配备具有国家心理咨询师职业资格的专职心理咨询师。心理矫治中心的职责是:

（一）制定本场所心理矫治工作计划和有关规章制度;

（二）组织开展对劳教人员的心理测验,指导大(中)队建立和管理劳教人员心理矫治档案;

（三）组织对劳教人员进行心理健康教育,开设心理健康教育课程和定期举办专题讲座;

（四）组织对有心理问题的劳教人员进行心理咨询、心理矫治和心理危机干预;

（五）组织、聘请社会上的有关专家、社会志愿者参与劳动教养心理矫治工作;

（六）总结推广心理矫治工作经验,组织开展对大(中)队劳教人民警察的心理矫治业务培训。

第八条 劳教场所心理咨询师应当具备以下条件:

（一）热爱心理咨询工作,有强烈的事业心和责任感,品行优良;

（二）熟悉劳动教养工作的有关法律法规和劳教场所规章制度;

（三）具有基层管教工作经验,掌握教育矫治知识和技能,熟悉各类劳教人员的思想行为特点;

（四）取得国家心理咨询师职业资格。

第九条 劳教场所心理咨询师的职责是:

（一）进行心理咨询,帮助劳教人员解决心理问题;

（二）开展心理测验,对劳教人员的心理测验结果进行分析评估,提出心理矫治建议;

（三）开展对劳教人员的心理危机干预;

（四）协助教育部门制定和实施劳教人员个案矫治计划;

（五）承担对劳教人员的心理健康教育教学工作;

（六）编制问卷对劳教人员进行心理调查;

（七）组织实施劳教人员团体心理辅导;

（八）调查和掌握劳教人员群体心理变化特点,及时向场所有关部门提供劳教人员心理动态信息;

（九）指导大(中)队开展心理矫治工作,编制劳教人员心理矫治档案,对大(中)队心理辅导员和其他劳教人民警察进行心理矫治业务培训;

（十）开展劳动教养心理矫治工作研究。

劳教场所一般不得安排心理咨询师从事与其身份不符的工作。

第十条 劳教场所的大(中)队应当配备 1 名经过专业培训的人民警察担任心理辅导员。心理辅导员的职责是:

（一）协助场所心理矫治中心对劳教人员开展心理健康教育、心理测验、心理咨询和心理危机干预;

（二）调查和掌握劳教人员心理信息,及时报告劳教人员心理变化动态,帮助劳教人员接受心理矫治;

（三）编制管理本队劳教人员心理矫治档案;

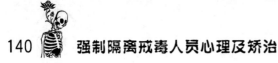

（四）开展心理辅导活动，组织劳教人员进行心理互助；

（五）取得心理咨询师职业资格的心理辅导员可以开展心理咨询工作。

第三章　心理健康教育

第十一条　劳教场所应当对劳教人员开展心理健康教育，普及心理健康知识，帮助劳教人员掌握自我心理调节的一般方法，了解寻求心理救助的途径。

第十二条　心理健康教育的内容包括心理健康基本知识、劳教场所环境适应、不良情绪和心理的调节、劳动教养心理矫治的内容、方式及相关规定。

第十三条　劳教场所开设心理健康教育课程，实行课堂化教学。劳教人员在所期间接受心理健康教育的时间不得少于30课时。心理健康教育课本可选用司法部劳教局或者省（区、市）劳教局的统编教材，劳教场所也可根据实际需要自编补充教材。

第十四条　劳教场所应当帮助不同类型的劳教人员从心理上分析导致违法犯罪的原因，了解掌握自我矫治的途径和方法。在特定时期或者发生特定事件时，应当通过有针对性的专题教育，预防和缓解劳教人员可能产生的不良情绪和异常心理。

第十五条　劳教场所应当开展形式多样的心理健康知识宣传教育活动，组织劳教人员进行心理健康知识竞赛、征文、演讲、现身说法，利用所内小报、墙报、广播、闭路电视等媒介进行心理健康知识宣传。

第十六条　劳教场所应当定期聘请社会上的心理学专家和心理咨询工作者来所开展心理健康辅导，举办专题讲座，拓展心理健康教育的内容和形式。

第四章　心理测验

第十七条　劳教场所应当设立心理测验室，配置心理测验所需的心理测验软件和电脑等硬件设备。收容人数在1500人以上的场所的心理测验室应当具备可同时对多人进行心理测验的条件。

第十八条　劳教场所应当对新收容的劳教人员进行入所心理测验，为劳教人员的分类管理、教育提供依据。

第十九条　入所心理测验应当在入所第三周或者第四周进行，由劳教场所心理矫治中心会同相关大（中）队组织实施，由心理咨询师负责测验操作。

第二十条　入所心理测验主要测查劳教人员的性格、气质、态度、情绪、动机等个性心理特征，测验工具应当选用成熟通用的量表和问卷。

第二十一条　劳教人员拒绝或不配合心理测验时，心理咨询师应当进行劝导。劝导无效的，可暂缓测验，记录在案，并另行择时安排测验。

第二十二条　劳教场所心理矫治中心应当对入所心理测验结果进行分析评估，建立劳教人员心理矫治档案，提出分类管教建议，并反馈给本所管教部门和相关大（中）队。在测验中发现有心理问题或者主动提出心理咨询的劳教人员，心理矫治中心应当及时安排心理咨询。

第二十三条　劳教场所在对劳教人员开展心理矫治过程中，为了了解劳教人员存在心理问题的轻重程度或当前的心理状态，可安排特殊需要的心理测验。

第二十四条　劳教场所可根据教育矫治工作的需要，定期安排劳教人员进行心理测验。定期心理测验结果应当记入劳教人员心理矫治档案。

第五章　心理咨询

第二十五条　劳教场所应当设立心理咨询室,由心理矫治中心为劳教人员安排和进行心理咨询。

有条件的劳教场所可以建立心理宣泄室和治疗室。

第二十六条　心理咨询室应当配备必要的心理测验、语音、图像等记录设备,室内的设施、布置及装饰应当有利于心理咨询活动的进行,室内可隐蔽安装电子监控和报警装置。

第二十七条　劳教人员可以通过大(中)队警察或心理咨询信箱提出咨询申请。心理矫治中心接到劳教人员申请后,一般应当在三日内安排咨询;对有特殊或者严重心理问题的,应当及时安排。大(中)队警察发现劳教人员有明显心理问题的,应当主动建议其进行心理咨询。

第二十八条　心理咨询以当面咨询为主。当面咨询一般应当安排在心理咨询室进行。当面咨询应当安排与劳教人员同性别的心理咨询师进行。心理咨询师工作时应当着便服。

第二十九条　心理咨询师在咨询前应当向劳教人员所在大(中)队了解其有关情况。心理咨询师认为需要进行多次咨询的,应当将咨询时间安排告知劳教人员所在大(中)队,大(中)队应当予以配合。

第三十条　心理咨询师在咨询过程中应当遵守职业道德,尊重劳教人员人格,对求助者不歧视、不指责,与其共同分析存在的心理问题并确定解决方案。

咨询结束后,心理咨询师应当认真整理和做好心理咨询记录。

第三十一条　心理咨询师在咨询过程中,既要与劳教人员平等交流,又要界线分明;既要倾听劳教人员的看法,又要坚持原则,正确引导;不得借心理咨询谋取个人私利,不得与劳教人员建立不正当关系。

第三十二条　心理咨询师对在心理咨询中知悉的劳教人员的个人隐私应当予以保密,但知悉或者发现劳教人员有逃跑、行凶、自杀、自伤、自残或者其他危及场所安全行为和动向的,应当及时向有关部门报告。

第三十三条　当心理咨询师出现明显负性情绪或者不良心态妨碍咨询继续进行时,应当立即暂停或者终止咨询,同时向心理矫治中心报告。

暂停或者终止的咨询,由心理咨询师本人或者心理矫治中心做出妥善处理。

第三十四条　劳教场所可以通过书信、电话、网络等多种方式为劳教人员进行心理咨询。对难以处理的复杂、疑难咨询个案,心理矫治中心可以安排求助者通过电话、网络向省(区、市)心理矫治指导中心进行咨询。

第三十五条　劳教场所应当根据教育矫治工作的需要,开展经常性的团体心理咨询活动,使劳教人员在团体的交互作用下,通过观察、学习、体验,调整不良情绪、改善人际关系,树立新的态度和行为方式。

第六章　心理危机干预

第三十六条　劳教场所心理矫治中心应当对处于心理危机中的劳教人员进行干预,帮助其缓解心理矛盾和冲突,恢复心理平衡,减少和避免极端事件和危及场所安全的事故发生。

第三十七条　对有下列情形之一的劳教人员,应当及时实施心理危机干预:

(一)在心理测验或者心理咨询中发现心理状态严重异常的;

(二)面临重大挫折,家庭、婚姻变故或者其他重大突发事件而导致心理严重失衡的;

(三)对环境适应不良,长期处于紧张、焦虑、抑郁、自我封闭状态,存有绝望心理的;

(四)有逃跑、行凶、自杀、自伤、自残等危险倾向或者行为的;

(五)有其他严重心理矛盾和冲突的。

第三十八条　劳教人员出现心理危机时,心理矫治中心应当主动了解情况,分析产生心理危机的诱因,会同有关部门对其所处心理危机状态及可能产生的后果进行评估。

心理矫治中心应当根据评估结果制定对劳教人员心理危机实施干预的方案,明确干预的方法、措施、人员分工和职责。

第三十九条　心理咨询师在实施心理危机干预过程中要及时引导劳教人员采取科学、合理的方式适当宣泄和稳定情绪,通过心理支持,向其提供解决危机的各种方案,帮助其选择解决问题的方法。

第四十条　劳教场所管教部门、心理矫治中心和劳教人员所在大(中)队应当密切联系,及时沟通,积极配合,确保心理危机干预和相关教育管理措施同步实施到位。

第四十一条　在实施心理危机干预过程中,对怀疑具有精神病症的劳教人员,应当及时转送专业医疗机构或者司法鉴定机构鉴定,确诊患有精神病症的,按照有关规定处理。

第四十二条　心理矫治中心应当建立和落实请示报告制度,将实施心理危机干预的情况和效果及时向有关部门和场所领导汇报。

第四十三条　心理矫治中心应当组织心理危机干预知识的培训,帮助管教警察识别处于心理危机状态的劳教人员,掌握稳定劳教人员情绪的基本方法。

第七章　心理矫治档案管理

第四十四条　劳教场所在劳教人员入所后应当为其建立心理矫治档案。心理矫治档案由心理咨询师和心理辅导员负责填写,由大(中)队负责日常保管,并随劳教人员调动转交,解教后由心理矫治中心存档。

第四十五条　心理矫治档案应当包括以下主要内容:

(一)劳教人员基本情况;

(二)心理测验记录;

(三)心理健康状况评估报告;

(四)矫治建议;

(五)心理咨询登记;

(六)心理危机干预情况和效果记录。

第四十六条　心理咨询师应当严格保管在心理咨询过程中形成的咨询记录,未经心理咨询师同意任何人不得查阅。为研究和交流目的需公开使用咨询个案记录的,应当进行技术处理,确保咨询求助者的身份不被暴露。

第八章　附　则

第四十七条　本规定由司法部劳动教养管理局负责解释。

第四十八条　本规定自发布之日起施行。

附录二

强制隔离戒毒人员诊断评估办法(试行)

第一章 总 则

第一条 为规范强制隔离戒毒人员诊断评估工作,科学评价戒毒治疗效果,根据《中华人民共和国禁毒法》及有关法律法规,制定本办法。

第二条 本办法所称诊断评估,是指强制隔离戒毒所对强制隔离戒毒人员的生理、心理、认知、行为、家庭和社会功能等方面的状况进行综合考核,客观评价戒毒效果的过程。

第三条 对强制隔离戒毒人员开展诊断评估坚持依法、科学、客观、公开、公正、公平的原则。

第四条 强制隔离戒毒人员诊断评估分为一年后诊断评估和期满前诊断评估。

强制隔离戒毒所可以按季度组织开展强制隔离戒毒人员诊断评估工作。

第五条 诊断评估是对强制隔离戒毒人员开展戒毒治疗,按期解除强制隔离戒毒,提出提前或延长戒毒期限建议,提出责令社区康复建议的重要依据。

第六条 强制隔离戒毒所主管机关应对强制隔离戒毒人员诊断评估工作进行指导、监督。

第二章 组织机构

第七条 强制隔离戒毒所应当成立强制隔离戒毒人员诊断评估工作委员会,负责制定强制隔离戒毒人员诊断评估工作计划,审批强制隔离戒毒人员诊断评估结果。

强制隔离戒毒人员诊断评估工作委员会由强制隔离戒毒所所长任主任,法制、管理、教育、生活卫生、生产劳动、医疗、心理咨询等职能部门负责同志任成员。强制隔离戒毒所邀请有关政府部门、专家学者参与强制隔离戒毒人员诊断评估工作委员会有关工作。

第八条 强制隔离戒毒人员诊断评估工作委员会下设办公室,负责组织、协调、实施强制隔离戒毒人员诊断评估工作。

第三章 诊断评估的内容和标准

第九条 强制隔离戒毒人员诊断评估采取百分制方式,生理方面的分值为10分,心理方面的分值为30分,认知方面的分值为20分,行为方面的分值为30分,家庭和社会功能方面的分值为10分。

第十条 强制隔离戒毒人员生理方面诊断评估的内容和标准包括:

(一)毒品检测结果呈阴性;

(二)无头疼、失眠、焦虑等稽延性症状;

(三)速度、灵敏度、力量、耐力、柔韧等身体素质指标达到正常标准。

第十一条 强制隔离戒毒人员心理方面诊断评估的内容和标准包括：

（一）掌握心理健康的基础知识；

（二）心理测量指标正常；

（三）全面了解自我、正确评价自我、正确面对现实，行为反应适度；

（四）人际关系正常，环境适应能力强，掌握情绪调节的方法，保持良好的心理状态；

（五）戒毒动机明确，戒毒信心强，掌握一定的拒毒方法和技巧。

第十二条 强制隔离戒毒人员认知方面诊断评估的内容和标准包括：

（一）掌握基本的法律知识，了解法律的重要意义，守法意识强，具有正确的权利义务观念；

（二）掌握公民基本道德规范，具备正确的是非善恶观和荣辱观；

（三）掌握基本的毒品知识，认识吸毒行为的违法性、危害性，能够正确分析自身吸毒的原因，戒毒目标明确，能够正确认识戒毒后自身的变化；

（四）能够正确认识自己与社会整体的关系，正确的社会态度和责任感；

（五）关注社会时事，并能够较为正确地进行分析和评价，对自我、家庭、工作、金钱、生命、吸毒等有正确的认识。

第十三条 强制隔离戒毒人员行为方面诊断评估的内容和标准包括：

（一）遵守强制隔离戒毒所有关规定，无违法违纪行为；

（二）按要求接受戒毒治疗，配合安全检查及毒品检测；

（三）按要求参加各项教育矫治活动，尊重教师，遵守课堂纪律，按时完成作业；

（四）养成良好的生活卫生习惯，个人卫生、内务卫生达到标准；爱护环境和公共设施，节约粮食、水、电等资源；

（五）树立正确的劳动观念，参加必要的生产劳动；

（六）仪表大方，举止端庄，语言文明，与他人文明交往，和谐相处。

第十四条 强制隔离戒毒人员家庭和社会功能方面诊断评估的内容和标准包括：

（一）家庭责任感强，能够主动与家庭成员沟通；

（二）掌握最低生活保障、医疗、就业等有关政策及救济渠道；

（三）了解社区戒毒、社区康复、戒毒康复等其他戒毒措施；

（四）掌握一定的劳动和就业技能。

第四章 诊断评估程序

第十五条 强制隔离戒毒所对新收治的强制隔离戒毒人员应当建立《强制隔离戒毒人员诊断评估手册》。

第十六条 强制隔离戒毒所应当在强制隔离戒毒人员入所 1 个月内，收集其生理、心理、认知、行为、家庭和社会功能等方面的基础信息。

第十七条 强制隔离戒毒所应当对戒毒期限执行满一年的强制隔离戒毒人员开展一年后诊断评估。

第十八条 强制隔离戒毒所应于强制隔离戒毒人员戒毒期满前 1 个月完成期满前诊断评估。

对延长戒毒期限的戒毒人员，期满前应再次开展诊断评估。

第十九条　强制隔离戒毒人员诊断评估程序：

（一）强制隔离戒毒所大（中）队向强制隔离戒毒人员诊断评估工作委员会办公室提交需诊断评估的戒毒人员名单；

（二）强制隔离戒毒人员诊断评估工作委员会办公室组织开展诊断评估，提出初步诊断评估结果的意见；

（三）强制隔离戒毒人员诊断评估工作委员会审批诊断评估结果；

（四）强制隔离戒毒人员诊断评估工作委员会办公室公布诊断评估结果。

第二十条　强制隔离戒毒人员诊断评估工作委员会办公室诊断评估工作采取测试、访谈、调查、查阅档案等方式进行。

第二十一条　强制隔离戒毒人员对诊断评估结果有异议的，可以自诊断评估结果公布之日起三日以内，向强制隔离戒毒人员诊断评估工作委员会提出书面复核申请，强制隔离戒毒人员诊断评估工作委员会应当自接到复核申请书之日起十日以内予以答复。

第五章　诊断评估结果

第二十二条　对有重大立功表现的强制隔离戒毒人员，可以直接认定其得分为90分以上；对有严重违纪行为的，可以直接认定其得分为60分以下。

第二十三条　强制隔离戒毒人员一年后诊断评估得分在90分以上的，强制隔离戒毒所可以提出提前解除强制隔离戒毒的意见。

第二十四条　强制隔离戒毒人员期满前诊断评估得分在60分以上的，按期解除强制隔离戒毒。

强制隔离戒毒人员期满前诊断评估得分在60分以上80分以下的，强制隔离戒毒所可以建议公安机关责令其接受社区康复。

第二十五条　对期满前诊断评估得分在60分以下的戒毒人员，强制隔离戒毒所可以提出延长强制隔离戒毒期限的意见。

对已延期一年的强制隔离戒毒人员，期满前诊断评估得分在90分以下的，强制隔离戒毒所可以建议公安机关责令其接受社区康复。

第六章　附　则

第二十六条　本办法所称"日"均指工作日。

第二十七条　本办法所称"以上"、"以内"均含本数，"以下"不含本数。

第二十八条　本办法由司法部戒毒管理局负责解释。

第二十九条　本办法自2009年7月10日起试行。

附录三

强制戒毒教育工作规定(试行)

(2009 年 4 月 22 日 〔2009〕司劳教(戒毒)字 54 号)

第一章 总 则

第一条 为了规范强制隔离戒毒教育工作,提高教育挽救效果,根据《中华人民共和国禁毒法》和有关法律法规,制定本规定。

第二条 强制隔离戒毒教育工作的目的是,通过综合运用各种教育矫治方法和手段,帮助戒毒人员提高法律道德意识和对毒品危害的认知水平,改变不良心理,增强自觉抵制毒品和适应社会的能力,戒除毒瘾,回归社会,成为守法公民。

第三条 强制隔离戒毒教育工作应当以人民警察为主导、戒毒人员为主体,遵循以人为本、因人施教、身心兼顾、综合矫治、关怀救助的原则。

第四条 从事强制隔离戒毒工作的人民警察应当按照教育挽救吸毒违法人员的工作要求,严格管理教育戒毒人员,同时充分体现人文关怀,调动戒毒人员自觉接受戒治的积极性。

第五条 对戒毒人员教育按照生理脱毒期、康复期、回归社会准备期三个教育阶段进行,不同教育阶段结合相应戒治目标进行有针对性的教育。

第六条 对戒毒人员的教育内容包括:法律道德教育、禁毒戒毒教育、心理健康教育、康复训练、文化教育、职业技能教育和回归社会教育等。

第七条 对戒毒人员的教育工作应当采取启发式、引导式的互动教育方法,将课堂教学、个案矫治、心理治疗、戒毒文化建设和社会教育等多种方式相结合,提高戒毒教育工作的效果。

第八条 戒毒人员戒治期间应当以戒毒学员称谓。

第二章 机构和人员

第九条 强制隔离戒毒所设教育科,负责组织实施强制隔离戒毒教育工作。

第十条 强制隔离戒毒所设法律道德教育、禁毒戒毒教育、职技能教育、康复训练、文化教育教研室,负责对戒毒人员的日常教育工作。强制隔离戒毒所大(中)队配备教育干事。

第十一条 强制隔离戒毒所应当按照结构合理、比例适当、教学的要求,建立以专职教师为主、兼职教师为辅,专业素质较强的教师队伍。

第十二条 强制隔离戒毒所专职教师由民警担任,实行聘任制。强制隔离戒毒所可以根据教学需要聘请社会专业人员担任兼职教师。

第十三条 从事强制隔离戒毒教育工作的教师应当品行良好,具有大学专科以上文化程度,掌握法律、教育、心理和戒毒理论知识,有一定的教学经验。

第十四条　从事强制隔离戒毒教育工作的教师应当认真备课,按时授课,及时布置、批改作业,进行课外辅导,组织考试,参与戒治效果诊断评估。

第十五条　强制隔离戒毒所应当建立教师岗位责任制,定期开展优秀教师评选活动。

第十六条　强制隔离戒毒所应当设立心理治疗中心,按照收治数的6‰以上配备具有国家心理咨询师职业资格的专职心理咨询师。强制隔离戒毒所大(中)队应配备一名经过专业培训的民警担任心理辅导员。

第十七条　强制隔离戒毒所应当定期对教师和心理咨询师进行专业培训,不断提高教师和心理咨询师的业务水平。

第十八条　省、自治区、直辖市戒毒管理局应当建立由民警和社会有关专家学者组成的专家库,组织专家对戒治工作中的重点、难点问题开展研究,参与典型个案戒治和戒治效果评估工作。

第三章　设施和教材

第十九条　强制隔离戒毒所应当设置教室、禁毒教育展览室、图书室、阅览室、个别谈话室、文娱活动室、吸毒环境脱敏室,配备相关的教学设备、图书、报刊和文体活动器材。

第二十条　强制隔离戒毒所应当设置康复健身房和室外体育活动场地,配备相关健身器材和运动器械。

第二十一条　强制隔离戒毒所应当设置心理咨询室、心理测验、心理宣泄和心理治疗室,配备心理矫治和治疗所需的设施、设备。

第二十二条　强制隔离戒毒所应当设置职业技能教育实习场,配备相关的职业技能设施、设备。

第二十三条　强制隔离戒毒所应当设置电化教育中心,建立教学资源库,配备电化教育所需的音像制作设备,建立教学、宣传所需的闭路电视系统。省、自治区、直辖市戒毒管理局应当建立远程教学网络系统。

第二十四条　强制隔离戒毒所使用的教材以司法部和省、自治区、直辖市戒毒管理局编写或者指定的为主,强制隔离戒毒所可以编写补充教材。

第四章　生理脱毒期教育

第二十五条　强制隔离戒毒人员入所后的前两个月为生理脱毒期,在进行生理脱毒的同时,进行初步认知和环境适应性教育。

第二十六条　生理脱毒期教育内容包括吸毒行为违法性教育、强制隔离戒毒人员权利义务教育、所规所纪教育、所内戒毒流程介绍以及队列训练等内容。

第二十七条　对新收人员应当建立《强制隔离戒毒人员戒治诊断评估手册》,填写个人基本情况、吸毒史、体检结果、心理测验情况。

第二十八条　应当对完成生理脱毒期教育的新收人员进行考核,根据考核结果提出戒治建议,并将其编入相应的大(中)队转入康复期教育。

第五章　康复期教育

第二十九条　生理脱毒教育结束后至出所前两个月为康复期,康复期教育以强化认知、康复训练、心理治疗、职业技能培训为主要内容。

第三十条　强制隔离戒毒所应当对戒毒人员进行热爱祖国、拥护中国共产党、拥护社会主义和法律道德教育,帮助戒毒人员树立法制道德观念,培养爱国主义情操,树立正确的人生观、价值观和社会主义荣辱观,增强生命意识、责任意识和感恩意识。

第三十一条　强制隔离戒毒所开设心理健康教育课程,帮助戒毒人员掌握心理健康知识,学会自我心理调节的方法,了解寻求心理帮助的途径。心理治疗中心负责心理健康教育课程的教学工作。

第三十二条　强制隔离戒毒所应当对文盲和文化程度低的戒毒人员进行文化补习,鼓励戒毒人员自学和参加社会函授学习,强制隔离戒毒所应当为他们学习和参加考试提供必要的帮助。

第三十三条　强制隔离戒毒所应当开展科学、人文和审美教育,帮助戒毒人员提高文化修养,培养健康的兴趣爱好。

第三十四条　法律道德教育、禁毒戒毒教育、心理健康教育和文化教育结束后应当进行考试。考试成绩作为对戒毒人员戒治效果评估的依据。

第三十五条　强制隔离戒毒所开设康复训练课程,通过科学合理的康复训练和健身活动,帮助戒毒人员增强体质、培养意志力,养成健康的生活方式。

第三十六条　康复训练课程内容包括身体功能恢复性训练、体能训练和常用健身项目辅导。

第三十七条　康复健身课程应当制定系统的教学计划,由专业教师授课,采取课堂讲授、健身房训练、户外运动和拓展训练相结合方式进行。

第三十八条　强制隔离戒毒所应当对戒毒人员参加康复训练效果进行考核,考核内容为体能达标和规定健身项目掌握情况。考核结果作为戒治效果评估的依据。

第三十九条　强制隔离戒毒所应当根据戒毒人员的不同戒治期限合理安排教学计划,保证戒毒人员学完规定课程。

第六章　回归社会准备期教育

第四十条　强制隔离戒毒所应当对临近解除强制隔离戒毒的人员进行回归社会教育,帮助戒毒人员树立生活信心,增强社会适应能力。回归社会准备期教育时间为两个月。

第四十一条　强制隔离戒毒所应当进行防复吸训练,使戒毒人掌握抵御毒品诱惑、拒绝毒友拉拢、应对高危情境和生活挫折的方法,增强自我防范意识。

第四十二条　强制隔离戒毒所应当对戒毒人员进行形势和政策教育、就业指导和社会环境适应教育。强制隔离戒毒所应当采取措施帮助出所人员构建和恢复必要的社会支持系统。

第四十三条　强制隔离戒毒所应当对临近强制隔离戒毒期满人员进行教育质量评估,评价结果和后续康复建议记入《强制隔离戒毒人员戒治诊断评估手册》。

第七章　心理治疗

第四十四条　强制隔离戒毒所应当开展心理治疗,采取科学的方式对戒毒人员进行心理矫治和心理脱瘾训练。

第四十五条　强制隔离戒毒所应当对新收人员进行入所心理测验,建立心理治疗档案,为分类管理、戒治提供依据。入所心理测验一般安排在入所后第三周或者第四周进行。

第四十六条　强制隔离戒毒所应当开展心理咨询工作,帮助戒毒人员调节不良情绪,改变错误认知,解决心理问题,改善心理状态。

第四十七条　戒毒人员可以通过口头或书面形式提出心理咨询申请。心理咨询师接到申请后一般应当在三日内安排咨询。对有特殊或严重心理问题的应当及时安排。

第四十八条　强制隔离戒毒所应当定期开展团体心理辅导活动,组织戒毒人员心理互助组,使戒毒人员在观察、学习、体验中,改善人际关系、改变不良的态度和行为方式。

第四十九条　对呈现严重心理异常和有危险的戒毒人员应当进行心理危机干预,帮助其缓解心理矛盾,恢复心理平衡,避免发生极端事件。

第五十条　强制隔离戒毒所可利用展示仿真毒品、模拟易诱发吸毒的环境,对戒毒人员进行脱敏治疗,增强戒毒人员心理脱毒效果。

第八章　职业技能教育

第五十一条　强制隔离戒毒所应当开展职业技能教育,帮助戒毒人员掌握一技之长,为其回归社会谋生创造条件。

第五十二条　省、自治区、直辖市戒毒管理局设立职业技能教育中心,负责协调有关部门为戒毒人员职业技能培训、鉴定提供支持和帮助。

第五十三条　强制隔离戒毒所应当根据戒毒人员的特点和社会需求设置职业技能培训项目,进行职业道德教育、提供就业指导。

第五十四条　强制隔离戒毒所可以采取多种方式,与职业技能教育机构、社会院校联合办学,提高职业技能教育水平。

第五十五条　职业技能培训可参照当地职业技能培训管理部门的有关规定制定教学计划,采用职业技能培训主管部门编写或者认可的教材。

第五十六条　职业技能教育结束后应当考核。强制隔离戒毒所应当为戒毒人员参加国家有关部门认可的职业技能或者执业资格考试提供帮助。

第九章　个案化教育

第五十七条　强制隔离戒毒所应当为戒毒人员逐人制定个案化教育方案,突出教育的针对性、有效性。

第五十八条　个案化教育方案由大(中)队民警和心理咨询师共同制定,所教育科应当给予指导并定期检查方案的执行情况。

第五十九条　个案化教育方案应当根据戒毒人员的吸毒史、个人经历、身心状况和现实表现,按照戒治诊断评估标准,制定不同教育阶段的教育目标、计划和措施。

第六十条　强制隔离戒毒所大(中)队对每名戒毒人员每两个月至少安排一次民警个别谈话。有下列情形之一的,应当及时进行个别谈话:

(一)新入所或者变更大(中)队的;

(二)因违法违纪受到处分的;

(三)诊断评估后决定继续或者延长强制隔离戒毒期限的;

（四）回家探视前后或者家庭发生变故的；

（五）长时间无人探访或者家人不与其联系的；

（六）长期患病的；

（七）情绪、行为明显异常的；

（八）变更执行方式、所外就医、临近解除强制隔离戒毒的。

第六十一条　个别谈话应当将解决思想问题与解决实际困难相结合，对戒毒人员反映的问题及时妥善处理。

第六十二条　鼓励戒毒人员以周记、月记形式与民警交流思想。大（中）队民警对送交的周记、月记应当及时批阅并回复意见。

第十章　戒毒文化建设

第六十三条　强制隔离戒毒所所区环境应当彰显戒毒文化。戒毒人员的活动区域应当整洁、优美，设置具有鼓励、引导、关怀和禁毒内容的宣传画、标语。所内建筑和设施要体现和谐有序、文明健康、生动活泼的戒毒文化特点。

第六十四条　强制隔离戒毒所应当组织戒毒人员进行戒毒宣誓，每周集体背诵戒毒誓言，强化戒毒意识，坚定戒毒信心。

第六十五条　每年6月26日国际禁毒日，强制隔离戒毒所应当开展主题宣传教育活动，充分利用各种形式，加大禁毒宣传力度。

第六十六条　强制隔离戒毒所可以采取组织戒毒体会交流、征文演讲和心理剧表演等方式，促进戒毒人员自我反省，激发戒毒动机，增强戒毒信心。

第六十七条　强制隔隔离戒毒所应当运用影视、所内广播、小报、黑板报和局域网，向戒毒人员宣传国家禁毒方针、政策，宣传所内教育戒治动态和成果。

第六十八条　强制隔离戒毒所图书室、阅览室应当定期向戒毒人员开放，经常补充图书、报刊资料。

第六十九条　强制隔离戒毒所应当组织戒毒人员开展文艺演出、书法绘画展览等形式多样的文娱活动，丰富戒毒人员文化生活。

第七十条　强制隔离戒毒所应当定期举办会操和各种体育比赛，每年举办一次体育运动会。

第十一章　社会教育

第七十一条　强制隔离戒毒所应当充分依靠社会力量、利用社会资源对戒毒人员进行教育矫治，提高戒毒工作的社会化程度。

第七十二条　强制隔离戒毒所应当加强同当地党政部门、群众团体、企事业单位、基层组织、学校和社会各界的联系，通过签订帮教协议、邀请来所开展帮教等形式，配合做好戒毒人员的教育工作。

第七十三条　强制隔离戒毒所应当积极鼓励和吸收符合条件的社会志愿者和各类专业人员参与帮教工作，发挥他们的专长和技能，为戒毒人员提供支持和帮助。

第七十四条　强制隔离戒毒所应当邀请戒毒成功人士来所现身说法，通过典型示范作用，帮助戒毒人员树立戒毒信心。

第七十五条 强制隔离戒毒所应当加强与戒毒人员家属的联系,向他们通报戒毒人员所内表现,动员和指导他们来所进行规劝和帮教,用亲情感化戒毒人员。

第七十六条 强制隔离戒毒所可以根据戒治工作的需要,组织戒毒人员到社会参观,参加禁毒宣传等公益活动。

第十二章　教育工作考核

第七十七条 强制隔离戒毒所的教育工作应当进行考核。考核主要内容包括:

(一)戒毒人员戒治达标率;

(二)法律道德教育考试合格率;

(三)禁毒戒毒教育考试合格率;

(四)文化教育合格率;

(五)康复训练达标率;

(六)职业技能教育考试获证率;

(七)心理咨询开展率;

(八)个别教育落实率;

(九)辅助教育落实率;

(十)教育保障达标率。

第七十八条 强制隔离戒毒所教育工作实行统计报表制度。省、自治区、直辖市戒毒管理局应当于每年 7 月 15 日前和次年 1 月 15 日前,将上半年和全年教育工作情况报送司法部戒毒管理局。

第七十九条 强制隔离戒毒所应当建立教育工作档案,档案内容主要包括:

(一)强制隔离戒毒人员戒治诊断评估手册;

(二)强制隔离戒毒人员心理治疗档案;

(三)教学日志;

(四)心理咨询登记;

(五)个别教育登记;

(六)重要教育活动记录。

教育档案原始件至少保存五年,以备查考。

参考文献

[1] 中国心理卫生协会组织编写.国家职业资格培训教程——心理咨询师基础知识.北京：民族出版社,2005.

[2] 中国心理卫生协会组织编写.国家职业资格培训教程——心理咨询师〈三级〉.北京：民族出版社,2005.

[3] 中国心理卫生协会组织编写.国家职业资格培训教程——心理咨询师〈二级〉.北京：民族出版社,2005.

[4] ［美］理查德·格里格,菲利普·津巴多著.心理学与生活.王垒,王更生等译.北京：人民邮电出版社,2003.

[5] 王长虹,丛中主编.临床心理治疗学.北京：人民军医出版社,2004.

[6] 王登峰,张伯源.大学生心理卫生与咨询.北京：北京大学出版社,1992.

[7] 钱铭怡.心理咨询与心理治疗.北京：北京大学出版社,1999.

[8] ［美］M.斯科特·派克等著.少有人走的路.于海生等译.长春：吉林文史出版社,2007.

[9] ［美］马修·麦凯,玛莎·戴维斯,帕特里克·范宁著.人际沟通技巧.郑乐平等译.上海：上海社会科学院出版社,2005.

[10] 侯沂,舒良.现代精神病学诊疗手册.北京：北京医科大学、中国协和医科大学联合出版社,1995.

后 记

毒品滥用是当前严重危害人类安全和社会发展的一个重大问题,据统计,全世界吸毒人数已经超过 2 亿,每年全世界因吸毒而死亡者达到 10 万人。2008 年 6 月 1 日,我国随着《中华人民共和国禁毒法》的正式实施,强制隔离戒毒作为戒毒措施有了法律依据,它坚持以人为本、依法管理、科学戒毒、综合矫治、关怀救助的原则,帮助吸毒成瘾人员戒除毒瘾,回归社会。

作为强制隔离戒毒工作者,如何提高强制隔离戒毒人员的强制隔离戒毒效果是当前摆在我们面前亟待解读的重要课题。我们在对强制隔离戒毒人员进行形势政策、法制道德教育与习艺矫治等常规教育的同时,适时对他们进行积极的心理咨询和矫治,努力把德育的规范过程和强制隔离戒毒人员接受心理健康教育所产生的情感体验整合起来,能收到较好的教育改造效果。强制隔离戒毒在帮助强戒人员戒除毒瘾回归社会之外,最重要的还是使他们能够改变生活态度,建立信心和自尊,重新塑造自己,最终适应社会。所以,在强制隔离戒毒人员中开展心理健康教育、心理咨询和心理矫治十分必要;心理咨询与矫治、心理健康教育是消除其偏差人格,纠正其不正确的意识和行为,促使强戒人员的心理健康,并在此基础上戒断毒瘾的有效途径,旨在引发强制隔离戒毒人员的思考感悟,让他们既能保持心理健康,提高教育矫治质量,又能促进他们的心理成长,矫正他们的不良心理和人格,实现标本兼治。

鉴于目前国内可供强制隔离戒毒人员心理矫治的参考书籍较少的现状,浙江省警官职业技术学院心理学教授联合浙江省十里坪强制隔离戒毒所心理矫治中心民警在大量调研与实际工作的基础上编写了此书,全国强制隔离戒毒场所心理矫治工作者以及一线管教民警参考,帮助他们了解掌握强制隔离戒毒人员心理特征、心理咨询与矫治的技术、戒毒心理矫治实践;同时该书还可供戒毒者本人及家属学习,以了解掌握强制隔离戒毒人员心理特征、了解心理咨询与矫治的技术、戒毒心理矫治实践等情况。

本书遵循"科学性、知识性、适用性、指导性"原则,内容比较系统全面而实用,包括心理学基础知识、强制隔离戒毒人员的心理、强戒人员常见心理健康问题、强戒人员心理评估与矫治、强戒人员戒毒心理与矫治、案例及附件等七个部分。具体执笔人为:第一部分由马立骥、李志军组织编写;第二部分由黄慧、姚建飞组织编写;第三部分由姚建飞、马立骥组织编写;第四部分第一节由李志军、姚建飞组织编写,第二节由黄慧、马立骥组织编写,第三节李志军、黄慧组织编写,第四节李志军、姚建飞、黄慧组织编写;第五部分由姚建飞、马立骥组织编写;第六部分是行业提供的真实案例;第七部分是司法部的相关文件。全书框架由马立骥教授设计、提出目录,并负责组织审阅与统稿;浙江警官职业学院陈静源老师、赵屹挺老师对书稿也进行了审阅并提出了很好的修改意见。作者在编写过程中,参考了大量国内外有关书籍、论文和网络资料,特此向作者表示诚挚的感谢。

本书的写作得到了浙江省劳教管理局多个职能部门的精心指导,取得了浙江省十里坪强制隔离戒毒所吴善龙副所长、政治部白建国副主任等领导的大力支持,获得了浙江警官职业学院的经费资助;同时浙江警官职业学院金川副院长、政治部周国新主任、刑事司法系周雨臣主任、陈鹏忠教授、王新兰副教授也为本书的写作提出了许多有益的意见和建议,在此一并表示感谢!

本书适用于强制隔离戒毒所基层民警从事心理咨询与矫治、教育与管理的指导与培训用书,也可作为警察类高等职业院校戒毒矫治(康复)专业师生的教学参考用书。

由于时间紧迫,水平有限,书中难免存在不足,还请使用单位及读者和有关专家批评指正。本书在编写过程中,得到了浙江省劳教局、浙江省十里坪强制隔离戒毒所、浙江警官职业学院的大力支持,在此表示感谢!

编者

2012 年 12 月